Lin Cong

Meridian-Übungen bei psychosomatischen Beschwerden

Lin Cong

Meridian-Übungen

bei psychosomatischen Beschwerden

maudrich

Dr. Lin Cong
Studium der TCM und Schulmedizin an der med. Hochschule
in Fujian und der Universität in Shanghai, seit 1989 Referent und
Akupressur-Spezialist in Österreich; seit 30 Jahren Beschäftigung
mit Meridian Dao Yin (speziellen körperlichen Übungen zur
Aktivierung des Meridian-Organ-Zentralnervensystems) und
der chinesischen psychosomatischen Medizin.

Bibliografische Information der Deutschen Nationalbibliothek
Die Deutsche Nationalbibliothek verzeichnet diese Publikation
in der Deutschen Nationalbibliografie; detaillierte bibliografische
Daten sind im Internet über http://dnb.d-nb.de abrufbar.

Copyright © 2011 Wilhelm Maudrich Verlag,
Eine Abteilung der Facultas Verlags- und Buchhandels AG,
Berggasse 5, 1090 Wien, Austria
Alle Rechte, insbesondere das Recht der Vervielfältigung und der
Verbreitung sowie der Übersetzung in fremde Sprachen sind vorbehalten.
Typografie und Satz: Michael Karner, www.typografie.co.at
Druck: Druckerei Berger, Horn
Printed in Austria
ISBN 978-3-85175-945-7

Einleitung 7

Danksagung

Es gibt viele Menschen, die mitgeholfen haben, um dieses Buchs entstehen zu lassen.

Besonderer Dank geht zuerst an meine Frau Jing Cui. Sie unterstützte mich von Anfang an. Bei vielen gemeinsamen Wanderungen entstand die Idee für dieses Buch und wurden ideale Plätze für gemeinsames Üben gefunden. Dank ihrer Gabe, durch die Kamera Stimmungen einzufangen, entstanden die Bilder des Buches. Diese fingen nicht nur die Schönheiten der Natur ein, sondern mögen Ihnen helfen, die Übungen nachzumachen.

Weiterer Dank ergeht an Mag. Günter Wagner. Er half mir bei der sprachlichen Verbesserung und beim Korrekturlesen und sorgte dafür, dass das Buch für Sie, werte Leserin / werter Leser, verständlich und gut lesbar wurde.

Es gibt sicherlich zahlreiche verschiedene Übungen zur Stärkung des Körpers und der Muskulatur. Allerdings sind die hier präsentierten Übungen, das sogenannte Meridian-Dao Yin, ganz besonders wirksam.

Denn Meridian-Dao Yin (chin. 道引) basiert auf den jahrtausendealten Erfahrungen der traditionellen chinesischen Lebenserhaltung. Die ursprünglichen Wurzeln liegen im »primitiven Tanz des urzeitlichen China«. Daraus haben sich über lange Zeit kontinuierlich Bewegungsarten weiterentwickelt, die für das Wohlbefinden nützlich waren. Der Vorgänger von Meridian-Dao Yin war die Dao Yin-Technik (chin. 导引术). Diese umfasste viele verschiedene körperliche Übungen, die die Mobilität des Bewegungsapparates erhöhen und aus denen sich das Meridian-Dao Yin als spezielle Form entwickelt hat. Meridian-Dao Yin umfasst spezielle körperliche Übungen zur Aktivierung des Meridian-Systems und wirkt damit ganzheitlich auf Körper, Organe und alle Ebenen des Nervensystems. Daher stellen diese Übungen einen idealen und effizienten Lösungsansatz für heutige Zivilisationserkrankungen dar und dienen als gezielte Maßnahme zur Optimierung unseres ganzheitlichen Wohlbefindens. Um das Meridian-System aktivieren zu können, muss man unbedingt das Wesen dieses Systems verstehen. Erst dann kann Meridian-Dao Yin wirklich gemeistert werden.

Die wesentlichen Grundlagen des Meridian-Dao Yin entsprechen den Gesetzmäßigkeiten der inneren Lebensaktivitäten. Zunächst richtet es sich nach dem Prinzip »Leben ist Bewegung«. Meridian-Dao Yin sind daher eine Reihe von speziellen Körperübungen, die nach den unterschiedlichen Wirkungen in verschiedene Kategorien eingestuft werden. Manche Übungen aktivieren die Meridiantransmission. Andere fördern die organischen Funktionen, wieder andere harmonisieren etc. Durch bewährte spezielle Körperübungen werden unsere inneren Lebensfunktionen ganzheitlich verstärkt und vitalisiert. Die zweite Besonderheit liegt in der sogenannten Meridiantransmission, die durch Meridian-Dao Yin hervorgerufen wird und hauptsächlich als aktivierende Heilkraft spürbar ist. Es werden gleichzeitig motorische, sensorische und organische Impulse in den entsprechenden Zonen angeregt, um die Wechselwirkungen zwischen Körper, Organen und Zentren zu fördern. Schließlich ist Meridian-Dao Yin ein harmonieorientierter Weg, mit dem wir Menschen die Ausgewogenheit zwischen Psyche und Physis, ein ganzheitliches Wohlbefinden, erreichen können. Alle Übungen des Meridian-Dao Yin werden ausgeführt, um diese drei Ziele zu verbinden.

In diesem Buch werden nicht nur gänzlich neue und spezielle Meridian-Dao Yin-Übungen präsentiert, die ich durch meine langjährige Forschung im Bereich der Dao-Kultivierung entwickelt habe, sondern auch moderne medizinische Erkenntnisse über das Wesen des Meridian-Systems erklärt. Das soll zum besseren Verständnis der Wirkungsmechanismen und Anwendungsmöglichkeiten beitragen und ist eine besonders nützliche Kombination für uns moderne Menschen, die wir für die Gesundheitsvorsorge dringend brauchen. Meridian-Dao Yin wirkt gezielt auf das Meridian-System, ein nach wie vor nicht gänzlich erforschtes System von Nervenverbindungen. Wurde es gefördert und aktiviert, so werden verschiedene Nervensysteme, d.h. verschiedene Einheiten innerhalb unseres Nervensystems wie z.B. Nervengeflecht, viszerales Nervensystem, vegetatives Nervensystem und Rückenmark, verschaltet und ganzheitlich verstärkt. Damit wird die Zusammenarbeit zwischen allen Ebenen des Nervensystems positiv beeinflusst und alle körperlichen und organischen Funktionen und psychosomatischen Vorgänge optimiert.

Die Übungen in diesem Buch werden durch viele anschauliche Abbildungen ergänzt und ihre Wirkungsweise wird leicht verständlich erklärt. Auch wird erstmals die chinesische psychosomatische Medizin dargestellt, zu der Meridian-Dao Yin den Grundstein bildet. Die chinesische psychosomatische Medizin legt ihr Gewicht besonders auf grundlegende innere Vorgänge. Jedes Organ wird von mehreren Nerveneinheiten »multi-innerviert«. Das bedeutet, dass jedes Organ mit vielen unterschiedlichen Nerven versorgt wird, wobei jede Nerveninnervation für eine bestimmte Aufgabe und Funktion zuständig ist. Nur wenn diese unterschiedlichen Nerven miteinander harmonisch zusammenarbeiten und optimal zusammenspielen, kann das Organ seine Funktionen vollständig und problemlos ausführen. Somatisch orientierte Methoden, wie z.B. Medikamente oder Heilkräuter, können allein kaum das Zusammenspiel all dieser Ebenen beeinflussen und damit schwerlich deren Funktionsstörungen von Grund auf beseitigen. Im Gegensatz dazu ist Meridian-Dao Yin ein maßgeschneidertes Konzept gegen zunehmend auftretende Zivilisationskrankheiten.

Im meinen ersten Buch »Meridian-Dao Yin – Übungen zur Aktivierung des Meridian-Systems« habe ich die Entwicklungsgeschichte des Meridian-Dao Yin und das Wesen des Meridian-Systems dokumentiert und Vorbereitungs- und Grundübungen präsentiert. Im neuen Buch möchte ich Ihnen, werte Leser, mehr Hintergrundwissen über das Meridian-System vermitteln und stelle Ihnen Übungen zur Intensivierung der Meridiantransmission und des Organsystems vor. Wir haben versucht, neben der Beschreibung der praktischen Anwendungen auch den Hintergrund zur chinesischen psychosomatischen Medizin und der modernen Lebenswissenschaft darzustellen. Ich hoffe, dass dadurch Sie, werte Leser der westlichen Welt, Meridian-Dao Yin besser verstehen, die Übungen meistern und damit die harmonische Zusammenarbeit zwischen Körper und Seele fördern können.

Wie gesagt: Gut begonnen, halb gewonnen!

Heutzutage nehmen psychosomatische Beschwerden wie z. B. Burn-out-Syndrom, Depression, Herz-Kreislauf-Beschwerden, Stoffwechselstörungen, Immunschwäche, Allergien, Magen-Darm-Probleme, Ernährungs-Unverträglichkeiten, Wirbelsäulenstörungen etc. in den Industrieländern immer mehr zu. Die Betroffenen fühlen sich krank und haben verschiedene körperliche Beschwerden. Aber die tatsächlichen Gründe dafür sind bei klinischer Untersuchung meist nicht zu finden. Mediziner sprechen in solchen Fällen von »psychosomatischen Störungen«. Nach der chinesischen psychosomatischen Medizin liegt die ausschlaggebende Ursache darin, dass die inneren und grundlegenden psychosomatischen Vorgänge inaktiv geworden sind. Damit wird die Zusammenarbeit zwischen Organen und der dafür zuständigen Nervenversorgung immer mehr gestört.

Zivilisationskrankheiten sind hauptsächlich Folgeerscheinungen von psychosomatischen Störungen innerer Funktionen. Das bedeutet, diese Erkrankungen sind nicht vorwiegend durch Bakterien oder Viren verursacht, sondern falsche Lebensweise, stressige Alltagstätigkeit und seelische Belastung stört und zerstört die Harmonie unser inneren Abläufe. Deswegen ist die Heilung nur schwer zu erlangen, wenn die somatisch orientierte Medizin derartige psychosomatische Störungen einzig mit Antibiotika, Antivirusmittel, Kortison, schmerzstillenden Mitteln oder Antidepressiva bekämpft. Diese Mittel haben bei Infektionskrankheiten bestens funktioniert und einen großartigen medizinischen Erfolg erzielt. Allerdings scheinen sie heutzutage bei Zivilisationskrankheiten und zahlreichen psychosomatischen Problemen nicht so wirksam, weil den psychosomatischen Störungen nicht fremde Krankheitserreger zugrunde liegen, sondern sie unsere eigenen Lebensvorgänge betreffen. Sie können daher auch nur bedingt mit herkömmlichen Gegenmitteln bekämpft werden. Dafür müssen wir eine Lösung finden, die den tatsächlichen Anforderungen gerecht wird.

Wenn wir versuchen, dieser Tatsache auf den Grund zu gehen, dann merken wir sofort, dass diese psychosomatischen Störungen sehr häufig zu finden sind. Meist sind angefangen von einzelnen Zellen, einzelnen Organen bis hin zu ganzen Systemen, wie z. B. Atmungssystem, Kreislaufsystem, Immunsystem, Stoffwechselsystem etc. – sogar bis zum zentralen Nervensystem – zahlreiche Vorgänge betroffen. Dabei spielt das Meridian-System eine maßgebliche Rolle. Denn das Meridian-System ist ein lebenswichtiges Verbindungssystem zwischen Körper, Organen und Zentralnervensystem. Wenn es blockiert, abgebaut oder zerstört ist, werden alle psychosomatischen Vorgänge beeinträchtigt. Deshalb liegen die Zivilisationskrankheiten heutzutage nicht mehr rein im Kompetenzbereich der somatisch orientierten Medizin. Doch egal ob moderne westliche Medizin oder traditionelle chinesische Medizin: Beide medizinischen Wissenschaften sind weder in der Hintergrundforschung noch in der praktischen Anwendung wirkungsvoll genug, mit Zivilisationskrankheiten und psychosomatischen Störungen zurechtzukommen. Das ist das zentrale Problem und die Herausforderung für die medizinische Wissenschaft.

Psychosomatische Erkrankungen sind weder »eingebildete« Beschwerden noch eine seltene pathologische Veränderung, sondern Krankheiten, die heute immer häufiger und massiver auftreten. Die jetzigen medizinischen Methoden haben die grundlegende Ursache nicht gefunden und die entsprechenden wirksamen Lösungsansätze fehlen. Daher fehlt uns im Alltag das Verständnis dafür. Viele Patienten wollen oder können die psychosomatischen Ursachen ihrer eigenen Beschwerden nicht akzeptieren oder verstehen, weil sie mit dem Begriff Psychosomatik nicht umzugehen wissen. Sowohl wissenschaftlich forschende als auch praktisch tätige Ärzte sind zwar gezwungen, über den Zusammenhang von Körper und Seele nachzudenken, es fehlen allerdings vielen Ärzten die spezielle Ausbildung und die dazugehörigen effizienten praktischen Methoden, um psychosomatische Krankheiten zufriedenstellend zu diagnostizieren und erfolgreich zu behandeln. Da in der klinischen Medizin immer eine körperliche Abklärung der Beschwerden zu erfolgen hat, werden die psychosomatischen Krankheiten immer mit den somatisch orientierten Methoden behandelt. Die klinische Medizin verändert sich offensichtlich langsamer als die Krankheiten fortschreiten.

Zivilisationskrankheiten bzw. psychosomatische Beschwerden sind komplizierte Erkrankungen, die unsere Gesundheit und unser Wohlbefinden stark bedrohen. Ideen aus dem chinesischen Wissensschatz über die ganzheitlichen psychosomatischen Vorgänge und das harmonische Zusammenspiel von Körper, Organen und Zentren können uns dabei helfen. Dieses Gedankengebäude beruht auf der Idee der »Dao[1]-Kultivie-

---

1 Das chinesische Schriftzeichen für Dao (道) setzt sich aus zwei Ideogrammen zusammen, nämlich dem Kopf eines Führers (首) und den Füßen einer Bewegung (辶). Miteinander veranschaulichen die beiden Ideogramme die Wechselwirkung zwischen Kopf (= Psyche) und Füßen (= Körper).

rung«. Durch langjährige Praxis der **Dao-Kultivierung** haben chinesische Weise und Lebenserhalter reiche und wertvolle Erfahrungen über die Wechselwirkung zwischen Körper, Organen und Zentren gesammelt. Diese sind wirklich ein kostbarer Schatz an Mitteln gegen psychosomatische Probleme.

Dao-Kultivierung wird in zwei Richtungen betrieben. Eine Richtung strebt die ganzheitliche Verbindung von Körper, Organen und Zentren an, damit die psychosomatischen Vorgänge optimiert werden. Meridian-Dao Yin ist hierzu die Schlüsseltechnik. Die andere Richtung strebt den Einklang des Menschen mit der Natur an, um die Koordination zwischen allen Ebenen des Nervensystems zu verbessern und die ganzheitliche Steuerung der organischen und körperlichen Funktionen zu intensivieren. Damit wird eine harmonieorientierte Lebenseinstellung erworben. Lebenseinstellung umfasst die Frage, welche Rolle die inneren Abläufe für uns spielen, wie wir die Werte des eigenen Lebens persönlich einschätzen und ein glückliches Leben führen, was die grundlegenden psychosomatischen Vorgänge für ein sinnvolles Leben bedeuten, wie wir unser Wohlbefinden, unsere eigenen Abwehrkräfte, unsere Kreativität und Leistungsfähigkeit verbessern.

Die **chinesische psychosomatische Medizin** geht somit von einem ganzheitlichen Ansatz aus. Auslöser psychosomatischer Erkrankungen sind demnach funktionelle Störungen zwischen Organen und den dafür zuständigen Nervensystemen, vor allem Blockaden[2] und die Denervierung[3] auf allen Ebenen der Nervensysteme. Deshalb geht die chinesische Psychosomatik über die griechische Bedeutung der »Psychosomatik« hinaus. Nach chinesischer Ansicht handelt es sich bei einer psychosomatischen Beziehung nicht nur um das Zusammenspiel zwischen Geist und Körper, sondern um eine intensive Beziehung zwischen allen Ebenen der Nervensysteme und Organe. Diese intensive Beziehung ist für ganzheitliches Wohlbefinden, Vorbeugung sowie für die Behandlung von Zivilisationserkrankungen und psychosomatischen Störungen von erheblicher Bedeutung. Um die harmonische Wechselwirkung und die Zusammenarbeit zwischen Organen, Körper und allen Ebenen der Nervenversor-

---

2 Unter Blockade versteht man die Unterbrechung einer Nervenleitung zwischen Neuronen oder zwischen Neuronen und Organen.

3 Unter dem medizinischen Begriff Denervierung versteht man die Trennung eines Körperteils von den zugehörigen Nervenfasern.

gung wieder herzustellen und zu aktivieren, haben die Weisen im alten China viel Gewicht auf das Meridian-System gelegt. Die Methode zur Aktivierung des Meridian-Systems ist den altchinesischen Lebenserhaltern zu verdanken.

Um psychosomatische Krankheiten erfolgreich zu beseitigen, müsste die moderne klinische Medizin durch die Gedanken und Erfahrungen anderer medizinischer Systeme ergänzt werden – so auch durch die der traditionellen chinesischen Medizin. Umgekehrt wäre es für die traditionelle chinesische Medizin gut, die zahlreichen modernen Forschungsergebnisse in sich aufzunehmen und weiter zu entwickeln. Traditionelle Heilmethoden wie chinesische Heilkräuter, Akupunktur und Akupressur können zwar in manchen Fällen psychosomatische Störungen positiv beeinflussen, aber zur Heilung der grundlegenden Ursache sind sie leider auch nicht ausreichend.

Harmonie zwischen Körper und Psyche

Harmonie zwischen Psyche und Physis ist den meisten Menschen heutzutage eher fremd. Der Begriff bedeutet nicht nur einen friedlichen Zustand ohne Konflikte oder Kämpfe, sondern darüber hinaus streben wir eine wechselseitige Förderung und verbesserte Koordination zwischen Psyche und Physis an. Im Detail sieht der Zusammenhang wie folgt aus: Die positive **Wechselwirkung** entsteht durch passende körperliche Übungen und die dadurch aktivierten psychosomatischen Wirkungen und Empfindungen (z. B. Meridiantransmission). Gleichzeitig bewirken diese Übungen und Empfindungen eine optimierte Zusammenarbeit der einzelnen Steuerungszentren. Die richtige körperliche Bewegung ruft das aktive psychosomatische Gefühl hervor. Durch diese motorischen und sensorischen Impulse wird die zentrale Steuerung ganzheitlich gefördert. Dadurch wird wiederum die körperliche Bewegung noch besser ausgeführt. Bewegung, Gefühl und zentrale Steuerung können nur in dieser Reihenfolge beeinflusst werden. Besonders hervorheben möchte ich jedoch den Kreislaufprozess: Jede dieser einzelnen Komponenten beeinflusst positiv die anderen und bringt den Gesamtprozess langsam in Richtung Harmonie. Unter den oben genannten »passenden körperlichen Übungen« verstehe ich nur jene Übungen, die gleichzeitig Muskulatur, Organe und alle Ebenen der Nervensysteme aktivieren, während viele andere Übungsprogramme z.B. nur auf die Muskulatur wirken. Daher sind nicht alle Sportarten und nicht jede Gymnastik geeignet.

Die Harmonie zwischen Psyche und Physis kann nicht durch ein automatisch abgewickeltes Programm, sondern nur durch aktive Prozesse erreicht werden. Der Mensch ist keine Maschine, die durch bestimmte Arbeitsabläufe, vorgegebene Befehle etc. gesteuert wird. Eine Maschine hat ein Programm, das automatisch abläuft und z.B. den Roboter steuert. Wir Menschen haben kein solches Programm, das unseren Körper und unsere Psyche automatisch in Einklang bringt. Das heißt, wir müssen uns immer und aktiv um diese Harmonisierung bemühen. Ohne eigenes Bemühen wird diese wechselseitige Förderung zwischen Psyche und Physis trotz korrekter Ausführung der Übungen nicht auf optimale Weise erreicht. Unser Hauptaugenmerk sollten wir darauf legen, dass die zentralen Steuerelemente optimal aufeinander abgestimmt funktionieren. Das bedeutet, dass wir im Meridian-Dao Yin bei jeder Übung und jeder Empfindung, egal ob Vorbereitungs-, Grund- oder Verstärkungsübung, den Wirkungsmechanismus richtig verstehen müssen. Aus der Sicht der modernen medizinischen Wissenschaft bedeutet das, dass alle motorischen und sensorischen Impulse, die durch Meridian-Dao Yin hervorgerufen werden, in allen Ebenen der Nervensysteme komplett empfangen (d.h. bemerkt und nicht blockiert oder ignoriert), verarbeitet (d.h. die Verbindung zwischen Körper, Organen und Zentren wird richtig hergestellt), zusammen verarbeitet (d.h. die Harmonie zwischen Psyche und Physis gefördert) und verstanden (d.h. der wahre Sinn des Lebens begriffen und das Lebensbewusstsein verstärkt) werden. Nur so kann man die positive Wechselwirkung zwischen Psyche und Physis kontinuierlich vertiefen und das Endziel des ganzheitlichen Wohlbefindens erreichen.

Während der Entwicklung der Zivilisation haben wir unseren Körper rücksichtslos ausgenutzt und verheizt, dadurch die grundlegenden psychosomatischen Vorgänge gestört und unsere Kräfte erschöpft. Wenn wir die Wiederherstellung der Harmonie von Psyche und Physis nicht selbst aktiv fördern, kann unser Körper sich schwer regenerieren. Also: Wer die Suppe eingebrockt hat, soll sie auch auslöffeln.

Aufeinander aufgebaute Nervenversorgungen

Heutzutage ist man sich in der Medizin bewusst, dass körperliche, psychische und soziale Prozesse miteinander in Beziehung stehen. Man spricht in diesem Zusammenhang vom **bio-psycho-sozialen Modell**. Allerdings sagt das Modell noch nichts über die grundlegende Ursache von psychosomatischen Störungen aus. Laut Ansicht der chinesischen psychosomatischen Medizin besteht das menschliche Leben aus vielen Nerven-Organ-Einheiten. Alle Gewebe, Strukturen und Organe sind durch verschiedene, aufeinander aufgebaute Nervenversorgungen verbunden und stehen unter der Steuerung des Multi-Nervensystems. Das Meridian-System dient als Verbindung aller Nerven-Organ-Einheiten und setzt das Zusammenspiel zwischen Körper, jeweiligem Organ und Zentren in Gang. Vor mehreren tausend Jahren wussten die chinesischen Mediziner schon, dass das Meridian-System eine entscheidende Rolle spielt, sowohl bei der Förderung der psychosomatischen Vorgänge als auch in der Entstehung von Krankheiten. Auch ob Akupunktur eine gute klinische Heilwirkung erzielt, hängt hauptsächlich vom Funktionszustand des Meridian-Systems ab. Überhaupt ist es wichtig zu wissen, dass das Meridian-System sich während der Entwicklung des Menschen im Einklang mit der Natur stets angepasst und weiterentwickelt hat. Daher steht die Funktionseigenschaft des Meridian-Systems in einem engen Zusammenhang mit den natürlichen Lebensaktivitäten. Was wir in der Natur und im Einklang mit der Natur unternehmen, wie z. B. wandern, uns regelmäßig im Freien bewegen, den Arbeitsrhythmus nach der Jahreszeit und unserer »Inneren Uhr« ausrichten, Meridian-Dao Yin üben etc., fördert sowohl die grundlegenden psychosomatischen Vorgänge als auch das Meridian-System als Ganzes. Im zivilisierten Alltagsleben hingegen sind wir moderne Menschen ständig gestresst und immer körperlich und seelisch einseitig belastet. Zum Beispiel: Anstatt Essen zu uns zu nehmen, um den Energieverbrauch zu decken, schmeicheln wir nur dem Gaumen, essen zu viel und zu spät am Abend. Wir gehen weder regelmäßig in die Natur, noch üben wir im Freien, sondern wir sitzen den ganzen Tag im Büro vor dem PC und tippen nur mit den Fingern. Kaum nehmen wir schöne Natur auf, um unser Natur-Hirn[4] zu aktivieren, stattdessen zerbrechen wir uns den Kopf über

---

4   Natur-Hirn ist das zuständige zentrale Nervensystem für unser Erleben in und mit der Natur und wird als Subkortex bezeichnet, weil es unterhalb der Großhirnrinde (Neokortex) liegt.

Gewinn oder Leistungen und setzen uns selbst unter Druck. Dieses Leben ist mit verantwortlich für die Entstehung psychosomatischer Störungen, die unseren allgemeinen Gesundheitszustand beständig verschlechtern. Daher werden die gezielten und effizienten Gegenmaßnahmen immer dringender erforderlich. Diesen Druck spüren alle von uns.

Schulmedizinisch gesehen haben alle Organe mehrfache Innervationen. Jede ist speziell für eine bestimmte Aufgabe des Organs zuständig. Manche regulieren die Bewegung des glatten Muskels, andere kontrollieren die Sekretion der Drüsen oder die Ausschüttung eines Hormons. Einige Nervenleitungen sind für die Durchblutung und andere sind für die Flüssigkeitszirkulation verantwortlich. Nur wenn alle diese Innervationen zusammenspielen und -arbeiten, kann ein Organ seine physiologischen Funktionen optimal erfüllen und besser arbeiten. Aus dieser Wechselwirkung zwischen Organen und ihren Multi-Innervationen ergeben sich innerliche psychosomatische Vorgänge.

Die moderne Medizin mit ihren symptomorientierten Behandlungsmethoden ist hauptsächlich bei pathologischer Veränderung eines einzelnen Organs gut geeignet. Die traditionelle chinesische Medizin hingegen ist zwar ein gutes Mittel gegen Funktionsstörungen des organischen Systems, aber für die Harmonisierung von Psyche und Physis und die Förderung der grundlegenden psychosomatischen Vorgänge ist sie nicht ausreichend. Anders gesagt, wenn die Krankheit nur ein einzelnes Organ oder mehrere Organe betrifft, können wir sie sowohl mit moderner Medizin als auch mit traditioneller chinesischer Medizin »einrenken«. Tatsächlich aber sind fast alle unserer heutigen Krankheiten, vor allem häufige Zivilisationskrankheiten, systemische psychosomatische Störungen, bei denen nicht nur einzelne oder mehrere Organe, sondern auch die dafür zuständigen Nervenversorgungen betroffen sind. Das bedeutet, dass die innere Zusammenarbeit der organischen (somatischen) Funktionen und die dafür zuständige nervliche (psychische) Steuerung unterbrochen sind. Um diese schwierigen Probleme zu lösen, brauchen wir unbedingt eine effiziente, tiefwirkende Methode, die die Zusammenarbeit von Nervensteuerung und Organen fördert: Nämlich Meridian-Dao Yin.

Meridian-Dao Yin sollte sich also mit der herkömmlichen klinischen Medizin zu einem **vollständigen medizinischen System** ergänzen. Zusammen mit der modernen Medizin und der traditionellen chinesischen Medizin wird es Krankheiten erfolgreich bekämpfen können. Meridian-Dao Yin ist die beste Methode, um die Harmonie von Psyche und Physis zu fördern, und ist deshalb auch die Schlüsseltechnik, die unser Wohlbefinden von Grund auf verbessern kann. Obwohl die Wirkungsbereiche dieser drei medizinischen Systeme unterschiedlich sind, können sie einander ergänzen.

Drei medizinische Richtungen

Meridian-Dao Yin, moderne Medizin und traditionelle Medizin sollten zum Wohle der Patienten also zusammenarbeiten und zu einer Medizin verschmelzen.

Ein plastisches Beispiel: Wenn wir Krankheit als einen Baum betrachten, so beschäftigt sich die moderne Medizin mit den Blättern, nämlich vielen einzelnen Problemen und Symptomen. Die traditionelle chinesische Medizin legt ihre Schwerpunkte auf die Äste, d.h. die organischen Systeme und deren Funktionsstörungen, mit besonderem Gewicht auf einigen Hauptsyndromen (z.B. Blutmangel-Syndrom oder Qi-Mangel-Syndrom). Meridian-Dao Yin verstärkt hauptsächlich die Verbindungen zwischen Stamm, Ästen und Blättern, d.h. die ganzheitlichen Verbindungen von Psyche und Physis bzw. alle Ebenen der grundlegenden psychosomatischen Vorgänge. Könnte man für alle drei Richtungen ein grundlegendes Verständnis und eine sinnvolle Kombination schaffen, würde dies einen großen Fortschritt in der medizinischen Behandlung bedeuten und unser Wohlbefinden könnte dadurch wesentlich verbessert werden.

Die Betrachtung der Psychosomatik reicht inzwischen über die ursprüngliche Aufteilung von Psyche und Physis hinaus. Dabei muss der Mensch in den Mittelpunkt rücken und man muss erkennen, dass Psyche und Physis in Wechselwirkung stehen. Der Mensch ist eine Gesamtheit aus Körper, Organen und Seele und muss in seiner bestimmten sozialen und ökologischen Umwelt betrachtet werden. An jeder körperlichen Bewegung, organischen Funktion oder geistigen Tätigkeit sind zahlreiche psychosomatische Vorgänge beteiligt. Unsere mehr als 600 Muskeln werden von verschiedenen Nerven und Blutgefäßen versorgt. Selbst bei kleinsten Bewegungen, schon für die bloße Körperhaltung müssen viele Muskeln, Bänder und Knochen zusammenarbeiten. Oft bemerken wir nicht, dass alle körperlichen Bewegungen durch neuromuskuläres Zusammenspiel gesteuert und wechselseitig gefördert werden. Ebenso stehen alle organischen Funktionen in einem engen Zusammenhang mit unterschiedlichen Nervenfunktionen. Ein Beispiel: Obwohl das Herz mechanisch gesehen nur eine Pumpe ist, müssen verschiedene psychosomatische Vorgänge aktiv und problemlos ablaufen: ohne die Zusammenarbeit mit dem Kreislauf-Zentrum des verlängerten Rückenmarks, dem Vagusnerv, dem Plexus cardiacus (Nervengeflecht), der Hauptschlagader (Aorta) und der Kranzarterie etc. würde unser Herz nicht gut funktionieren und viele Probleme verursachen.

Das **Meridian-System** spielt bei jeglicher Zusammenarbeit eine maßgebende Rolle, da es ein wesentliches Verbindungssystem zwischen Körper, Organen und allen Ebenen des Nervensystems darstellt. Leider wurde es lange nicht beachtet und die genaue Wirkungsweise ist nach wie vor nicht geklärt. Doch nur wenn es wieder voll aktiviert wird, kann es als Lösungsansatz bei psychosomatischen Beschwerden dienen. Deswegen ist Meridian-Dao Yin eine gezielte Heilmethode gegen alle Erkrankungen, aber auch eine bewährte und effektive Übung zur Optimierung des ganzheitlichen Wohlbefindens. Damit können Sie aktiv die Harmonisierung von Psyche und Physis betreiben, das Zusammenspiel zwischen Organen und Nerven verbessern und so psychosomatische Krankheiten behandeln oder beseitigen – ein wesentlicher Fortschritt und eine wichtige therapeutische Ergänzung für die psychosomatischen Medizin.

Immer mehr grundlegende psychosomatische Vorgänge unseres Lebens werden heute durch stressigen Arbeitsalltag und schlechte Lebensweise beeinträchtigt. Viele Zivilisationskrankheiten nehmen hier ihren Ausgang: Eine Gefäßnervenstörung etwa kann zu Bluthochdruck und vielen kardiovaskulären Krankheiten führen. Das Burnout-Syndrom und viele Psychoneurosen[5] können durch Störungen des vegetativen Nervensystems verursacht werden. Die Neuroregulationsstörung der intrazellulären Flüssigkeit kann anormale Zellvermehrung und schließlich Krebs zur Folge haben. Neuroendokrine Störungen (Störungen im Zusammenwirken von Hormonen und Nerven) sind die innere Ursache

---

5   Die Psychoneurose ist eine psychische Störung, die durch innere Verspannung, emotionale Spannungen, Konflikte und Frustrationen und unharmonische soziale Beziehungen verursacht wird. Dies führt zu Unausgewogenheiten in Gedanken, Gefühlen, Einstellungen und Verhalten und spricht nicht gut auf allgemeine ärztliche Hilfe an. Psychoneurotische Symptome sind sehr unterschiedlich. Zu den häufigsten psychischen Beschwerden zählen Angst, gedrückte Stimmung, Konzentrationsstörungen, die Unfähigkeit Entscheidungen zu treffen, Gedächtnisstörungen, Reizbarkeit, krankhafte Zweifel, Obsessionen, Schlaflosigkeit, Platzangst etc.

von Hormonkrankheiten und verwandten Beschwerden. Daher muss ein gutes Heilverfahren, das die Zivilisationskrankheiten effektiv beseitigen kann, mehrfach wirken, etwa um bei Funktionsschwäche zu stärken, Störungen zu regulieren und die Harmonie zwischen Psyche und Physis zu fördern.

Durch Meridian-Dao Yin wird eine **Meridiantransmission** hervorgerufen. Sie kann sowohl die motorischen und sensorischen Funktionen aller Körperteile ganzheitlich verbessern helfen, als auch die Beziehungen zwischen dem ganzen Körper und allen Organen und die Wechselwirkungen zwischen Organen und Zentren fördern. Somit ist Meridian-Dao Yin eine ideale vorbeugende Maßnahme und aktivierende Methode mit mehrfachen Funktionen und ganzheitlich wirksam gegen Zivilisationskrankheiten. Diese ganzheitliche Perspektive ist wohl die Zukunft der Medizin. Dafür sollten zunächst verschiedene medizinische Systeme, z. B. die traditionelle chinesische Medizin und die moderne Medizin, miteinander kombiniert werden, um dann eine effektive Methode mit ganzheitlichen Wirkungen zu etablieren. So kann unsere Lebensaktivität verstärkt und harmonisiert werden. Das ist die grundlegende Aufgabe der ganzheitlichen Medizin.

Das Heilverfahren bestimmt die Heilwirkungen

Jeder Mensch wünscht sich Gesundheit. Dafür betreibt man verschiedene Sportarten, ernährt sich gesund, lässt sich impfen usw. Diese Maßnahmen sind zwar notwendig, aber nicht effektiv genug, um das Kernproblem der Gesundheit zu lösen. Leider muss man feststellen, dass trotz enormer positiver Entwicklungen in der westlichen, traditionellen chinesischen und sonstigen Medizin es bis heute nicht gelungen ist, die Bedrohung durch Krankheiten zu vermeiden und gänzlich zu beseitigen.

Heutzutage befindet sich die Medizin immer noch in einer Pattsituation mit der Krankheit. Somit hat unsere Gesellschaft noch nicht einmal das Ziel »Gesundheit für alle« erreicht, geschweige denn »Lebenserhaltung[6] für alle«.

---

6   Unter Lebenserhaltung versteht man in der chinesischen Medizin mehr als »Beschwerdefreiheit«. Man vesucht den ursprünglich optimalen Lebenszustand so lange wie möglich in Harmonie, Gleichgewicht und Stabilität zu erhalten. Das erreicht man durch positive Lebenseinstellung,

Unter den gegebenen Umständen braucht die Medizin im Kampf gegen die Krankheiten geeignete Verstärkung, nämlich Meridian-Dao Yin und die chinesische psychosomatische Medizin. Inzwischen schenken die Menschen zunehmend der eigenen Gesundheit Aufmerksamkeit und sind bereit einiges dafür zu tun. Das ist ein erfreulicher Fortschritt im Gesundheitsbewusstsein. Dennoch wird immer noch zu wenig über die wichtigsten Mechanismen für ein ganzheitliches Wohlbefinden aufgeklärt.

Seit der Mitte des 20. Jahrhunderts beginnt sich die traditionelle chinesische Medizin mit der westlichen Medizin zu verbinden und sich damit zu modernisieren. Die traditionelle chinesische Medizin ist mittlerweile weltweit bekannt. Durch den langjährigen **Wissensaustausch** zwischen chinesischer und westlicher Medizin haben sich die beiden Systeme zunehmend ergänzt. Zweifellos ein erster wichtiger Fortschritt. Doch die Krankheiten und pathologischen Veränderungen nehmen zu, sowohl konkrete organische Krankheitsbilder als auch Funktionsstörungen im Gesamtsystem Körper. Außerdem verlagern sich die Krankheiten dramatisch von der Peripherie auf die tiefer liegenden Ebenen des Nervensystems. Dazu kommen neue Ursachen für Erkrankungen, etwa äußere pathogene Faktoren wie z. B. die Vogel- und Schweinegrippe, aber auch psychische Beschwerden, ungesunde Lebensweise, autoimmune Störungen usw. Vor allem Zivilisations- und psychosomatische Krankheiten treten immer öfter auf.

Chemische Mittel oder Operationstechniken und viele moderne Technologien der westlichen Medizin beziehen sich jedoch – ebenso wie die Kräuterkunde und die verschiedenen Naturheilkunden der traditionellen chinesischen Medizin – hauptsächlich auf einzelne Organe, die Struktur oder das periphere System. Beide Medizinschulen haben gegen heutige Zivilisations- und psychosomatische Krankheiten, vor allem gegen Störungen der zentralen Funktionen, noch nicht die richtige Waffe gefunden, weil die wesentlichen Ursachen für die Krankheitsentstehung noch nicht geklärt sind.

Die westliche Schulmedizin ist gut geeignet bei pathologischer Veränderung eines einzelnen Organs und der dabei auftretenden Symptome. Im Gegensatz dazu definiert die traditionelle chinesische Medizin die

---

regelmäßige Bewegung oder Übungen in der Natur, ausgeglichene Ernährung, durch Leben im Einklang mit der Natur usw.

Krankheit an sich als anormalen Zustand, der durch mehrere organische Funktionsstörungen und Syndrome verursacht wurde. Man spricht daher von einem Symptomenkomplex[7]. Mit chinesischen Kräutern, Akupunktur und Akupressur etc. können viele Symptomenkomplexe bzw. die organischen Funktionsstörungen und Syndrome erfolgreich behandelt und verbessert werden. Allerdings bleiben dadurch die grundlegenden Ursachen, nämlich Funktionsstörungen der für das Organ zuständigen Nervensysteme, nach wie vor ungelöst. Diese grundlegenden Probleme können weder die Schulmedizin noch die traditionelle chinesische Medizin alleine lösen. Denn das Heilverfahren bestimmt den Wirkungsbereich, so wie der Weg das Ziel bestimmt.

---

7   Unter Symptomenkomplex versteht man die Zusammenfassung von bestimmten Symptomen und Körperzeichen nach der traditionellen chinesischen Medizin, z. B. äußeres Syndrom ist der Kollektivbegriff für Fieber, Schüttelfrost, Kopfschmerzen, dünnen Zungenbelag und oberflächlichen Puls.

Der **Meridian** ist eine besondere longitudinale sensomotorische Transmission (Übertragung), die durch bestimmte körperliche Übungen ausgelöst wird. Deshalb wird in der heutigen chinesischen Medizin statt »Meridian« der Begriff »Meridiantransmission« verwendet. Die Meridiantransmission ist eine spürbare und speziell festgelegte Übertragungszone, die einen bestimmen Körperteil durchzieht, wenn sie durch spezielle Körperübungen aktiviert wird. Meridian-Dao Yin ist der beste Weg zur Entfaltung dieser Meridianaktivität. Zudem werden durch die Meridiantransmission die Funktionen zugeordneter Organe und der jeweiligen Nervenzentren gefördert und somit das Zusammenspiel von Organen und dafür zuständigen Nervensystemen verbessert. Durch diese Wirkungsweise kann Meridian-Dao Yin effektiv gegen psychosomatische Störungen eingesetzt werden.

Die genannten Besonderheiten haben mit dem Wesen des Meridian-Systems zu tun. Von seiner strukturellen Eigenschaft her betrachtet gehört das **Meridian-System** zu einem uralten nervlichen Verbindungssystem in der Stammesentwicklung[8] und dient dazu, die Verbindungen zwischen Körper, Organen und Nervensystem zu verschalten. Im Gegensatz zum Kreislauf- oder jedem organischen System besteht das Nervensystem aus mehreren Ebenen. Das heißt, es handelt sich hier um viele in Funktion und Struktur verschiedene, miteinander in Verbindung stehende einzelne Systeme. Sie wurden während der langen Entwicklungsgeschichte des menschlichen Lebens eines nach dem anderen aufeinander aufgebaut. So bauen z. B. die Eingeweidegeflechte (Sonnengeflecht), der Parasympathikus und der Sympathikus, das Rückenmark, die Hirnnerven, der Thalamus und die Großhirnrinde aufeinander auf. Meridiane sind eine spezielle Verschaltungseinrichtung zwischen allen Nervensystemen und verbinden Körper, Organe und Nervensysteme mit der besonderen longitudinalen (längsgerichtet verlaufenden) sensomotorischen Übertragung.

Trotz moderner medizinischer Erforschung des menschlichen Lebens ist die genaue Wirkungsweise des Meridian-Systems nach wie vor unklar. Bis heute ist der unmittelbare Zusammenhang zwischen Meridiantransmission und dem entsprechenden Nervensystem für viele Men-

---

8   Die Stammesentwicklung bezieht sich auf die gesamte Entwicklungsgeschichte eines Lebewesens, deren Strukturen und Funktionen sich von der Entstehung bis zur jetzigen Zeit entwickelt haben.

schen nicht vorstellbar. Viele Leute glauben, dass Meridiane Röhren oder linienartige Leitungen für den Fluss von Qi und Energie sind, da sie in Werken der traditionellen chinesischen Medizin als Linien dargestellt wurden. Tatsächlich dienen sie der Übertragung der sensomotorischen Impulse, verlaufen jedoch nicht in Röhren oder Leitungen. Um solche Fehlschlüsse künftig zu vermeiden, definierte die chinesische traditionelle Medizin im 20. Jahrhundert die Meridiane als Meridiantransmission, d.h. als Übertragung. Das ist eine präzisere Definition, aber man weiß immer noch nicht genau, *was* übertragen wird. Das Charakteristikum der Meridiantransmission sind die sensomotorischen Impulse der entsprechenden Nervensysteme. Nur wenn diese aktiviert sind, kann die Meridiantransmission erfolgen und die Verbindung zwischen Körper, Organen und Zentren verschaltet werden. Daher ist es von großer Bedeutung für die traditionelle chinesische sowie die moderne Medizin und für all jene, die Meridian-Dao Yin optimal meistern wollen, das Wesen des Meridian-Systems, vor allem dessen nervlichen Mechanismus und Wirkungsweise zu verstehen. Medizinische Erkenntnisse der modernen Wissenschaft müssen hierbei einbezogen werden.

Das Meridian-System als Verschaltungseinrichtung

Was das Meridian-System ausmacht, sind mehrere, miteinander in Verbindung stehende Verschaltungseinrichtungen innerhalb des Nervensystems. Dazu zählen der Plexus des peripheren Nervensystems und der Organe sowie die Interneuronen im Rückenmark und die somatotopische Gliederung, d.h. die Zuständigkeit bestimmter Hirn- und Rückenmarkareale für bestimmte Abschnitte des Körpers. Unter somatotopischer Gliederung versteht man eine Zuordnung von Arealen des zentralen Nervensystems zu Strukturen im Körper. Das heißt, bestimmten Stellen des Körpers oder sensiblen Arealen des Körpers sind bestimmte Hirnrindenareale zuzuordnen. In der Hirnrinde und dem Rückenmark wird diese Gliederung in verschiedenen Abschnitten angetroffen, wie z.B. im Bereich der somatosensiblen und motorischen Hirnrinde.

Die Aktivität des Meridian-Systems wurde im Laufe der Stammesentwicklung abgeschwächt. Jedoch spielt es bei der Verschaltung zwischen Körper und Organen sowie den Zentren nach wie vor eine große Rolle. Das ganze Nervensystem ist eine äußerst komplizierte Einheit, aber nicht wegen seiner hoch entwickelten Strukturen, sondern hauptsächlich wegen der dreidimensionalen koordinierten Zusammenarbeit: Alle psychosomatischen Vorgänge benötigen viele Verschaltungen und Verbindungen zwischen Peripherie und Zentren. Egal ob sie an der Motorik, etwa einem Lachen, beteiligt sind oder an der Regulierung organischer Funktionen, etwa dem Verdauen von Nahrung: ohne die Zusammenarbeit aller verschiedenen Nervensystem-Ebenen können psychosomatische Vorgänge des Alltags nicht problemlos durchgeführt werden. Deshalb spielt das Meridian-System in unserem Leben eine wichtige Rolle.

Unsere Nerven ziehen sich zwar durch den ganzen Körper, jedoch sind die meisten nur ein kleines Glied des gesamten Nervensystems und stehen daher nicht in direkter Verbindung mit *einer* bestimmten Nervenfaser zwischen einem Organ oder einem bestimmten Körperteil und einem der Zentren. Deswegen können die Nervenimpulse von und zur Zentrale so leicht gestört und sogar blockiert werden, wenn etwas von außen einwirkt. Dadurch entstehen Steuerungsfehler; diese verursachen viele psychosomatische Störungen und machen uns in Form unterschiedlicher organischer und psychischer Probleme zu schaffen. Der Meridian hingegen ist das einzige nervliche System, das direkte Verbindungen zwischen Rumpf, Organen und Zentrale ermöglicht. Und der bedeutende Sinn des Meridian-Dao Yin liegt darin, die Verschaltungsfunktion zu aktivieren und zu stärken, um das ganzheitliche Wohlbefinden wieder in Gang zu setzen.

Die Meridiane äußern sich nur durch die Meridiantransmission, und ohne Anwendungen wie Meridian-Dao Yin würde auch die Meridiantransmission nicht spürbar.

Degeneration des Meridian-Systems verringert die Heilwirkung

Die Wirksamkeit des Meridian-Konzepts wurde in Kliniken durch die praktische Anwendung der Akupunktur ausreichend nachgewiesen. Sowohl die traditionelle chinesische Medizin als auch die moderne Meridianforschung haben festgestellt, dass das Meridianphänomen, d.h. die **Transmission**, objektiv existiert und der grundlegende Funktionsmechanismus der Akupunktur ist. Die Dokumente der traditionellen chinesischen Medizin zeigen, dass die Erkenntnisse über Meridiane früher existierten als jene über die Akupunktur-Punkte und die Anwendung der Akupunktur. Das bedeutet, dass die Theorie der Meridiane[9] und der Akupunktur auf die Entdeckung der Meridiantransmission aufbaut und sich dann weiter entwickelt hat. Die klinischen Erfahrungen mit Akupunktur im Lauf der Geschichte geben ein deutliches Zeugnis dafür ab, dass die Wirkung der Akupunktur in großem Umfang auf der Akupunktur-Reaktion[10] oder Nadel-Reaktion[11] und »Deqi«[12] beruht. Anders gesagt, wenn die Akupunktur-Reaktion oder Nadel-Reaktion bzw. Deqi während der Akupunktur nicht eintritt, wird diese nicht optimal auf die zugeordneten Organe und zentralen Strukturen einwirken. Das bedeutet, dass die Akupunktur-Reaktion oder Nadel-Reaktion den Zustand der Meridiane widerspiegelt.

Mitte des 20. Jahrhunderts führten chinesische Mediziner viele **Forschungen** über das Meridian-Phänomen im großen Rahmen durch. Die Ergebnisse belegten, dass es die Meridiantransmission bei Menschen tatsächlich gibt. Der Aktivitätsgrad der Meridiane ist jedoch sehr unterschiedlich: Nur 1–3 % der Testpersonen können alle Meridianübertragungen empfinden. Ungefähr 20 % können einige Meridiane oder einen Teil dieser spüren. Aber 80 % können die Meridiane kaum spüren. Das heißt, dass nur bei 1–3 % der Menschen die Meridiane noch gut funktionieren, bei 20 % haben die Meridiane nur noch ein niedriges Niveau und bei 80 % sind die Meridiane schon sehr degeneriert. Und diese Entwicklung wird sich weiter verschlechtern. Das bedeutet nicht nur, dass die Wirkung von Akupunktur nachlassen wird, sondern auch die Koordination und die Verbindungen zwischen Organen, Körper und Zentren immer mehr beeinträchtigt werden.

---

9   Die Theorie der Meridiane ist ein wichtiger Teil der traditionellen chinesischen Medizin, der die Physiologie und Pathologie der Meridiane und der Kollateralen und deren Beziehungen zu Körper und Organen umfasst. Sie ist eine Anleitung zur praktischen Anwendung der Akupunktur.

10   Akupunktur-Reaktion ist ein Begriff für Meridiantransmission. Das bedeutet, dass die Transmission des Nadel- oder Moxen-Gefühls entlang der Meridiane erfolgt.

11   Nadelreaktion ist ein lokales Gefühl beim Patienten während des Nadelstichs, das sich z. B. in Anspannungs-, Schwellungs- und Schweregefühl oder einem Gefühl des Eingeschlafenseins äußern kann.

12   Deqi ist ein Taubheits-, Druck-, Schwere-, Kribbel-, Hitze- und Kältegefühl bzw. auch Muskelzuckung an der Einstichstelle oder Gliedmaßen-Zuckungen beim Patienten während der Akupunktur.

Meridiantransmission und Lebenserhaltung

In den frühesten Dokumenten über Meridiane, darunter die »*Moxibusti-ons-Anleitung*[13] *für elf Füße-Arme-Meridiane*« und die »*Moxibustions-Anleitung für elf Yin- und Yang-Meridiane*« war nichts über Akupunktur-Punkte und Akupunktur-Anwendungen zu finden. Erst später in »*Des Gelben Kaisers Klassiker für klassische Akupunktur*« wurde darüber berichtet. Diese Abfolge von Dokumenten weist darauf hin, dass die Meridiantransmission von jenen altchinesischen Weisen, die man Lebenserhalter nannte, zunächst über Körperübungen entdeckt wurde. Etwas später hat dieses Meridianphänomen die Aufmerksamkeit der Mediziner erregt und wurde als Behandlungsbasis für die Nadeltherapie, also die Akupunktur, angewandt. Seitdem hat sich die Theorie über die Akupunktur-Punkte in der traditionellen chinesischen Medizin weiter entwickelt. Viele neue Inhalte wie z.B. die Frage, welche Akupunktur-Punkte für welche Behandlungen verwendet werden sollen, sind hinzugekommen. Dadurch wurde allmählich die Theorie des Meridianphänomens begründet und die theoretische Grundlage für die Akupunktur- und Moxen-Behandlung geschaffen. Für die traditionelle chinesische Medizin ist dies ein großer Fortschritt in ihrer Heilkunde. Aber die traditionelle chinesische Lebenserhaltung geriet dadurch in den Hintergrund: anstatt das eigene Potential zur Gesundheitsvorsorge zu nützen, ging man zum Arzt, um sich behandeln zu lassen. Es ist sehr schade, dass die Meridiane lange Zeit keinen weiteren größeren Beitrag für die eigene Lebenserhaltung geleistet haben.

Im Unterschied zum westlichen Begriff der »Gesundheit« umfasst der chinesische Begriff »**Lebenserhaltung**« viel mehr. Er beruht auf Eigeninitiative und erfordert spezielle **Selbstregulierungsverfahren**, um das Nervensystem auf allen Ebenen zu aktivieren, damit die inneren Lebensvorgänge optimal gesteuert und reguliert werden. Diese Verfahren wurden von chinesischen Weisen und Gelehrten in jahrhundertelanger praktischer Erfahrung geschaffen. Eine davon ist die traditionelle Dao Yin (导引术)-Technik. Meridian-Dao Yin hat sich auf dieser Basis weiter entwickelt. Es ist ein Weg zur Erlangung eines harmonischen, gleichgewichtigen, stabilen und vitalen Lebens. Nach westlicher Einstellung ist Gesundheit als ein Zustand des vollständigen körperlichen, geistigen und

---

13 Moxen oder Moxibustion nennt man ein Verfahren, bei dem spezielle chinesische Kräuter auf der Haut abgebrannt werden, um die kranke Stelle des Körpers zu stimulieren.

sozialen Wohlergehens definiert[14], laut moderner westlicher Definition als ein guter körperlicher und psychischer Zustand, Funktionsfähigkeit und die Fähigkeit, sich gut an die Gesellschaft anzupassen. Lebenserhaltung, nach Einsicht der chinesischen Weisen, steht für harmonieorientiertes Selbstregulierungsverfahren, um den optimalen Zustand unseres Lebens überhaupt zu erhalten. Dieser andere Zugang und sein Erfolg geben uns Aufschluss über das Wesen der Gesundheit und bilden die Basis der chinesischen psychosomatischen Medizin. Lebenserhaltung und Gesundheit ergänzen einander und sind für uns so notwendig wie zwei Beine zum Gehen. Allerdings muss sich die traditionelle chinesische Lebenserhaltung weiter entwickeln und an heutige Bedürfnisse anpassen. Meridian-Dao Yin hat dabei nicht nur vielfältige günstige Auswirkungen auf Körper, Organe und Nervensystem, sondern stellt auch Verbindungen zu anderen Naturheilkunden her: Zum Beispiel hat jedes chinesische Heilkraut einen bestimmten Meridian-Tropismus[15], und dadurch entsteht eine Wechselwirkung zwischen beiden Behandlungsmethoden. Dadurch wiederum wird sowohl die Aktivität des Meridians, als auch die Wirkung des Heilkrautes verstärkt. Ebenso verstärkt sich die Wirksamkeit, wenn Meridian-Dao Yin mit Akupunktur, Akupressur oder einem anderen Heilverfahren kombiniert wird.

Das Wesen des Meridians verstehen

Die Notwendigkeit der Meridiantransmission für die Wirksamkeit der Akupunktur ist damit klar und deutlich erkennbar. Allerdings haben alte Darstellungen lange Zeit zu Missverständnissen und falschen Vorstellungen geführt, und Forschungsergebnissen wurde deshalb lange keine große Bedeutung beigemessen. Daher gibt es fast keine Anwendungsmethode, die das Meridian-System wirklich aktivieren kann und den Akupunktur-Effekt verbessern würde, geschweige denn, dass man die dahinterliegenden Erkenntnisse über die ganzheitlichen Lebensfunktionen und die Harmonie zwischen Psyche und Physis weiter vertiefen würde.

---

14   Definition der WHO
15   Darunter versteht man die Theorie der traditionellen chinesischen Heilkräuterkunde, dass jedes Heilkraut eine spezielle Wirkung auf einen oder mehrere Meridiane hat.

Als **Verschaltung** zwischen Zentren, Organen und dem Körper als Gesamtheit spielen die Meridiane bei der Regulierung der entsprechenden zentralen und organischen Funktionen eine große Rolle, ebenso wie bei der Förderung der Durchblutung und Flüssigkeitszirkulation. Das Zusammenwirken des Meridian-Systems ist mit dem des Nervensystems relativ vergleichbar. Ein Rezeptor, z.B. ein Akupunktur-Punkt, afferenter Ast[16], zentrale Struktur, efferenter Ast[17] und das dazugehörige Organ arbeiten zusammen. Die Meridianlinie, wie sie in traditionellen chinesischen Medizinwerken dargestellt ist und durch moderne Forschung neu als Meridiantransmission definiert wurde, besteht aus Reflexbogen: Der Effekt erfolgt hauptsächlich in der zentralen Struktur, dem efferenten Ast und dem dazugehörigen Organ. Der moderne Begriff »Meridiantransmission« ist dafür ein exakter medizinischer Fachausdruck und weist auf zwei Fakten deutlich hin: Erstens, die Meridiane sind keineswegs ein Liniennetz oder linienförmige oder röhrenförmige Kanäle, sondern es handelt sich hierbei um spezielle körperliche Empfindungen, die entlang einer bestimmten Zone unseres Körpers verlaufen. Zweitens, das Wesen der Meridiantransmission liegt hauptsächlich im Potential der Rezeptoren und der von ihnen erzeugten sensomotorischen Impulse. Im Volksmund spricht man dabei vom »Energiefließen«.

Damit meint man, dass bestimmte Rezeptoren oder Akupunktur-Punkte positiv stimuliert und auf ein höheres Aktivitätsniveau gehoben werden können. So können bestimmte sensomotorische Impulse vom oder zum Zentrum übertragen werden. Diese Übertragung ist wie bei der Elektrizität spür- und messbar, in ihr besteht die angesprochene positive Reizung des Meridianzentrums und die harmonische psychosomatische Aktivität.

Verbindung zwischen Meridianen und Organen

Die an die Bezeichnungen des Meridians angeschlossenen Organnamen entsprechen in manchen Fällen nicht der tatsächlichen Verbindung zwischen Meridianen und Organen. In der traditionellen chinesischen Me-

---

16 Der afferente Ast liefert die Information von Körper und Organen an übergelagerte Nervenzentren.
17 Der efferente Ast gibt Befehle von Nervenzentren an Organe weiter.

dizin stammen das Wissen und die Erkenntnis zum großen Teil aus der Praxis und entsprechen immer den wirklichen Umständen in der Klinik. Nur in seltenen Fällen wurden auch subjektive Vorstellungen, die nicht aus medizinischen praktischen Erfahrungen resultierten, in das theoretische Gebäude aufgenommen. Darin liegen die Ursachen für Missverständnisse. Die traditionelle chinesische Medizin war ursprünglich eine Erfahrungsheilkunde. Hier wurden Heilkräuter als Arzneimittel und Kräutersirup und Kräuterwein als wesentliche Heilverfahren verwendet. Deshalb wurde die traditionelle chinesische Medizin in der Anfangsphase als »innere Heilkunde« bezeichnet. Im Laufe der Zeit wurden die auf dem Meridian-System basierende Akupunktur und die auf der Körperoberfläche durchgeführte Massage in die klinische Anwendung aufgenommen. Beide wurden als »äußere Heilkunde« bezeichnet. Die Wirkungsmechanismen der Akupunktur und Massage sind ganz unterschiedlich zu den Heilkräutern. Eine genaue Erklärung darüber gab und gibt es nicht. Bis heute fehlen eingehende wissenschaftliche Hinweise. Aus diesen historischen Gründen wurde das Meridian-Phänomen nicht weiter erklärt, vor allem die neuroanatomische Korrelation zwischen Meridianen und Organen ist noch nicht klar. Damals hatte man nur Allgemeinwissen über das Meridian-System, wie z. B. über den Verlauf der zwölf Meridiane, die Regulationsfunktion der Durchblutung, die Verbindungen zwischen Körper und Organen etc. Mit den damaligen medizinischen Mitteln waren Details zur Korrelation zwischen einem Meridian und dem Organ unmöglich festzustellen.

Ein anderes Beispiel für Missverständnisse liefern die Namen der Meridiane. Die ursprüngliche Bezeichnung jedes Meridians spiegelte den Verlauf des Meridians wider und gab uns keinen Hinweis auf die organischen Zusammenhänge im Körper. Der heutige Name des Meridians stimmt deshalb nicht immer mit dem genannten Organ überein. Diese irrtümlichen Bezeichnungen wurden von der Theorie der »fünf Elemente« beeinflusst.

Es ist unbestritten, dass verschiedene Körperteile durch bestimmte Nerven mit inneren Organen verbunden sind. Eine aktivierte Meridiantransmission, die entlang einer bestimmten Körperzone verläuft, fördert und verbessert die Funktion der entsprechenden inneren Organe. Dieser funktionelle Zusammenhang wird als Korrelation zwischen Meridian und Organ bezeichnet. Allerdings muss dies klinisch bestätigt und durch medizinische Kenntnisse erklärt werden können, um wissenschaftlich und zuverlässig zu sein. In der Wirklichkeit stimmen jedoch leider viele Korrelationen zwischen Meridian und dem Organ in seinem Namen nicht überein. Ein Beispiel: Der Dickdarm-Meridian hat nicht direkt mit dem Dickdarm zu tun. Die darauf liegenden Akupunktur-Punkte haben keine direkten Heilwirkungen auf die Krankheiten des Dickdarms. Laut einer Zusammenfassung im Lehrbuch der Akupunktur[18] haben alle Akupunktur-Punkte auf dem Dickdarm-Meridian sieben direkte Wirkungsbereiche, davon nur einer für den Magen-Darm-Bereich. Von den 20 einzelnen Akupunktur-Punkten haben nur drei indirekte Wirkungen in Kombination mit anderen Meridianpunkten für Magen, Dünndarm und Dickdarm.

Somit sollte hinreichend klar sein, dass der Dickdarm-Meridian kaum mit dem Dickdarm zu tun hat. Ähnlich ist die Situation auch beim Hand-*Taiyang*-(Dünndarm-)Meridian, dem Hand-*Shaoyang*-(Dreifach-Erwärmer-)Meridian und dem Hand-*Jueyin*-(Herzbeutel-)Meridian. Außerdem beschränkt der Name des Meridians seine tatsächlichen Funktionen. Ein Beispiel: Der Harnblasen-Meridian hat viel umfangreichere Verbindungen zu anderen Organen als nur zur Harnblase. Somit ist die westliche Bezeichnung irreführend. Der Leber-Meridian, der Milz-Meridian und der Nieren-Meridian haben z. B. auch mit anderen Organen in der Bauchhöhle zu tun. Diese althergebrachten Missverständnisse muss man kennen und entsprechend beachten.

Meridiantransmission und Impulsübertragung

Tatsächlich ist der Meridian also eine sensomotorische Transmission (Übertragung), die durch **gezielte Aktivierung** ausgelöst wird. Deswegen bezeichnet die heutige chinesische Medizin den Meridian als Meridiantransmission. Bei der Aktivierung der Meridiantransmission spielt die Muskelspindel eine bedeutende Rolle. Die Muskelspindel ist ein Dehnungsrezeptor in der Muskulatur und erfasst die Länge der sensiblen Skelettmuskeln. Sie liegt innerhalb der Skelettmuskulatur und ist parallel zu ihren Fasern angeordnet, um den Spannungszustand und die Länge eines Muskels zu erkennen und zu steuern.

---

18 Jia san Yang, *Akupunktur*, S. 223, Volksgesundheits-Verlag, 1988

Eine Muskelspindel hat sensorische und motorische Bestandteile. Wenn ein Muskel ausgedehnt wird, wird auch die Muskelspindel gedehnt und der sogenannte **Dehnungsreflex** ausgelöst. Im diesem Moment wird ein sensorischer Impuls (Aktionspotential) erzeugt, über den Spinalnerv ins Hinterhorn[19] der grauen Substanz des Rückenmarks weitergeleitet und über eine Synapse im Vorderhorn auf α-Motoneurone übertragen, welche das Zusammenziehen der Skelettmuskelfasern mit einem motorischen Impuls im gedehnten Muskel auslösen. Das Hinterhorn des Rückenmarks erhält über die Wurzel des Spinalnervs sensible Informationen aus der Peripherie und ist daher der Zugang für die sensorischen Impulse. Diese sensorischen Impulse werden teils im Rückenmark verarbeitet und teils in Richtung Gehirn weitergeleitet. Darauf beruhen viele grundlegende psychosomatische Vorgänge, wie zum Beispiel die Körperhaltung aufrechtzuerhalten, die Durchblutung zu aktivieren, das vegetative Nervensystem zu stärken, das Bewusstsein wach zu erhalten und die Konzentrationsfähigkeit zu verbessern. Ebenso spielt das Vorderhorn des Rückenmarks bei motorischer Übertragung zum Körper und zu den Organen eine wichtige Rolle.

Bei Meridian-Dao Yin-Übungen werden darüber hinaus viele Muskelspindeln an bestimmten Körperteilen gleichzeitig gedehnt und dadurch zahlreiche sensomotorische Impulse erzeugt. Diese Impulse bilden die longitudinale sensomotorische Übertragung, die – früher Meridian genannt – heute als Meridiantransmission bekannt ist. Diese longitudinale Übertragung erfolgt über die afferenten (sensorischen) Fasern und ihre Verbindungen zum Hinterhorn des Rückenmarks, in Zusammenarbeit mit dem efferenten (motorischen) System. Alle zusammen regen zahlreiche grundlegende Körpervorgänge und Reflexe an. Denn die Muskelspindel, die wir hier aktivieren, ist der einzige Rezeptor im Körper, der efferent versorgt wird, alle anderen dagegen nur afferent. Außerdem wird die Verbindung zwischen den Spinalnerven und den organischen Nervengeflechten wie z. B. Plexus cardiacus (Nervengeflecht für das Herz) verschaltet und dadurch organische Funktionen optimal gefördert. Das ist die Wirkungsweise der speziellen Meridianübungen.

---

19 Der Rückenmarksquerschnitt hat die Form eines Schmetterlings. Der schmale Teil in Richtung des Rückens wird als Hinterhorn (Cornu posterius) bezeichnet. Den breiteren »Flügelteil des Schmetterlings« in Richtung des Bauches nennt man Vorderhorn (Cornu anterius).

Die so ausgelösten longitudinalen **sensomotorischen Übertragungen**, d.h. die Meridiantransmission, wirken sich somit positiv auf das Zentralnervensystem aus, vor allem auf die Interneurone und die somatotopische Gliederung im Zentralnervensystem. Interneurone sind Nervenzellen im Gehirn und Rückenmark und machen den Großteil unserer Nervenzellen aus. Dort sind sie mit zwei oder mehreren benachbarten Nervenzellen verschaltet. Deshalb werden sie auch als Zwischenneurone bezeichnet. Interneurone können ankommende sensorische oder motorische Impulse entweder hemmen oder erregen, indem sie die empfangenen Impulse direkt an zahlreiche benachbarte Nervenzellen weiter vermitteln, um deren Aktivität (Aktionspotential) zu fördern oder zu hemmen. Zahlreiche sensorische und motorische Fasern werden über Interneurone in der grauen Substanz des Rückenmarks mit verschiedenen Arten von Verschaltungen verbunden. Wenn longitudinale sensomotorische Impulse durch Meridian-Dao Yin aktiviert und dann die Meridiantransmission hervorgerufen wurde, werden viele Interneurone gleichzeitig durch sensomotorische Impulse voll und ganzheitlich aktiviert und Verschaltungen gefördert. Das verbessert die Informationsverarbeitung im Zentralnervensystem und intensiviert die Zusammenarbeit von Organ und Zentralnervensystem. Anders gesagt, die Integration in den Zentren wird dadurch gefördert und wieder voll aktiviert. Das ist ein wesentlicher Prozess und Voraussetzung für Harmonie, Gleichgewicht und

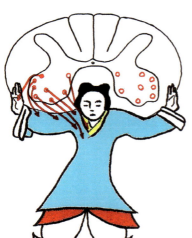

Somatotopische Gliederung der grauen Substanz in Kerngruppen des Rückenmarks und Hand-Meridiantransmission

Stabilität in unserem Leben. Es erklärt auch, warum Meridian-Dao Yin-Übungen bei psychosomatischen Beschwerden so effizient wirken.

Ein wesentlicher Anteil der Meridiantransmission beruht auf der **somatotopischen Gliederung**, die jedem Körperteil ein bestimmtes Nerven- oder Hirnrindenareal zuordnet. Die somatotopische Gliederung wurde durch elektrische Stimulation am freigelegten menschlichen Gehirn nachgewiesen. Experimente mit Reizen in verschiedenen Hirnrindenbereichen zeigten, dass diese in Projektionsfelder gegliedert sind. Das heißt, bestimmte Hirnrindenareale sind bestimmten Muskelgruppen oder sensiblen Bereichen des Körpers zugeordnet. Dies wird als somatotopische Gliederung oder Somatotopie bezeichnet. Sie ist sowohl im motorischen als auch im sensiblen Kortex vorhanden[20]. Aufgrund dieses medizinischen Wissens kann man klar erfassen, warum Meridian-Dao Yin-Übungen mehrfache Auswirkungen auf Körper, Organe und Zentren haben. Denn die somatotopische Gliederung wird durch derartige longitudinale sensomotorische Übertragungen optimal aktiviert.

Auch das Vorderhorn des Rückenmarks besitzt eine somatotopische Gliederung. Darin sind die Motoneuronen gleichmäßig angeordnet. Motoneuronen, die die proximalen[21] Muskeln innervieren, liegen medial (mittelwärts) und ventral (am Bauch). Die Motoneuronen, die die distalen[22] Muskeln versorgen, befinden sich seitlich (lateral) und rückseitig (dorsal). Diese Organisation setzt sich über das gesamte Rückenmark fort und ist wichtig für das Verständnis der Organisation motorischer Aktivität. Mediale Motoneuronen innervieren den Rumpf und proximale Muskeln, die hauptsächlich mit anhaltenden Aktivitäten wie der Körperhaltung beschäftigt sind, während die seitlichen, also lateralen Motoneuronen distale Muskeln innervieren, die häufiger mit den phasischen Aktivitäten[23], also punktuellen Bewegungen zu tun haben[24]. Diese neuroanatomische Erkenntnis stimmt mit der Wirkungsweise der Distal-Übung und Proximal-Übung in diesem Buch überein.

---

20 Udo M. Spornitz. *Anatomie und Physiologie*, 4. Auflage. S. 170. Springer Verlag, 2004
21 proximal: bedeutet in der Medizin körpernahe bzw. in Rumpfnähe gelegene Teile eines Arms oder Beines.
22 distal: bedeutet in der Medizin vom Rumpf entfernt gelegene Teile eines Arms oder Beines
23 Die phasische Aktivierung ist eine kurzfristige Aktivierungsschwankung, die die Aufmerksamkeit und Leistungsfähigkeit des Individuums in bestimmten Reizsituationen steuert.
24 John G. Nicholls, A. Robert Martin, Bruce G. Wallace. *Vom Neuron zum Gehirn*. S. 352. Gustav Fischer Verlag, 1995

Die longitudinalen sensomotorischen Impulse werden entlang des gesamten Arms oder Beins übertragen, wenn sie vollständig mit Meridian-Dao Yin aktiviert werden. Dadurch werden Hinterhorn und Vorderhorn des Rückenmarks und somatotopische Gliederung sowie die verschiedenen Motoneuronen ganzheitlich stimuliert. Diese Aktivierung kann unmöglich durch Atemtechnik oder bloße Vorstellungskraft hervorgerufen werden. Nur die speziellen Meridianübungen können diese wirkungs- und geheimnisvolle Meridiantransmission hervorrufen.

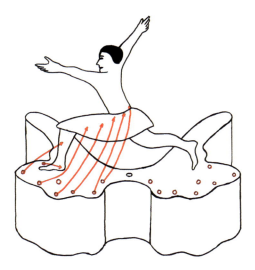

Somatotopische Gliederung der grauen Substanz in Kerngruppen des Rückenmarks und Fuß-Meridiantransmission

Systeme, Organe, Gewebe, Zellen, Moleküle und Gene wurden durch die moderne Medizin und Lebenswissenschaft vollständig untersucht und erforscht, ihre Strukturen beschrieben. Doch die dahinterstehenden ganzheitlichen Strukturen geben noch immer viele Rätsel darüber auf, wie sie zur Erreichung von Koordination und Harmonie auf allen Ebenen des Nervensystems und zur Regulation der Organe zusammenarbeiten.

Das Nervensystem ist in vieler Hinsicht das komplizierteste funktionelle System des Körpers. Es ermöglicht dem Menschen die Kommunikation mit seiner Umwelt und liefert damit die Grundlage für ein dieser Umwelt sinnvoll angepasstes Leben. Seine wichtigsten Funktionen stehen im Dienste der Wahrnehmung, der Integration[25] des Wahrgenommenen, des Denkens und Fühlens sowie der Auslösung angemessener Verhaltensweisen[26]. Also dient das Nervensystem in erster Linie der Nachrichtenübermittlung. Eine typische Übermittlungsform sieht wie folgt aus: Nach der Aufnahme eines Reizes durch die Sinnesorgane führen die Organe eine Reflex-Aktion aus (z.B. schnelles Zurückzucken bei einem Stich). Bei hoch entwickelten Organismen spielt das Interneuron[27] oder zentrale Nervensystem zwischen dem Sinnes- und reagierendem Organ (= das ausführende Organ) die wichtigste Rolle. Denn es übernimmt nicht nur die Nachrichtenübermittlung, sondern ruft eventuell auch Erregung[28] und Hemmung[29] hervor (je nach Situation), schafft Konvergenz[30] und Divergenz[31] und koordiniert alle Botschaften. Dadurch werden alle organischen Funktionen unseres Lebens reguliert und Harmonie, Gleichgewicht und Stabilität gewährleistet. In diesem Funktionsmechanismus liegt die heilsame Wirkung des Meridian-Dao Yin.

Damit die Übungen ihre optimale Wirkung entfalten können, sollten wir über wissenschaftliche Grundlagen Bescheid wissen.

---

25 Integration: Ein Prozess, in dem eine Zelle oder ein zentrales System alle ankommenden aktivierenden und hemmenden Signale einheitlich verarbeitet.

26 M. Trepel (1999) *Neuroanatomie,* S. 1, Urban & Fischer Verlag, München u.a.

27 Eine Nervenzelle, auch Schaltneuron genannt, die sich zwischen dem Sinnes- und dem ausführenden Organ befindet.

28 Erregung: Eine Nervenzelle kann Impulse in einer anderen Zelle hervorrufen.

29 Hemmung: Eine Nervenzelle kann die Entstehung des Impulses in einer anderen Zelle verhindern.

30 Konvergenz: Eine Nervenzelle erhält viele erregende und hemmende Eingangssignale von anderen Zellen.

31 Divergenz: Eine Nervenzelle gibt ihre Information an mehrere nachgeschaltete Nervenzellen weiter und steht ihrerseits mit vielen anderen Zellen in Verbindung.

Meridian-Dao Yin zielt darauf ab, unsere Lebensfunktionen – insbesondere die Nervenverbindungen – von Grund auf zu aktivieren. Damit werden die lebenswichtigen inneren Abläufe gestärkt und gleichzeitig ganzheitliches Wohlbefinden geschaffen. Jede einzelne hier vorgestellte Übung fördert bewusst die ganzheitlichen Abläufe.

Zu den grundlegendsten Funktionen des Nervensystems zählen die **Reflexe**, sie sind einer der Haupt-Wirkungsmechanismen im Meridian-Dao Yin. Ein Reflex ist eine automatische Reaktion des Organismus auf einen Reiz. Diese Reaktion wird vom Nervensystem hervorgerufen, um eine Lebensfunktion zu erhalten. Die meisten Reflexe laufen unbewusst ab und sind Routineaufgaben des Körpers, weil kein langes Nachdenken erforderlich ist, wie etwa Regulationsreflexe für die Haltung und die räumliche Stellung des Körpers, aber auch Reflexe des vegetativen Nervensystems (Atmung, Blase, Gefäße usw.) sowie Fluchtreflexe (spürt man einen Schmerz an der Fußsohle, zuckt das Bein sofort zurück).

Damit ein Reflex körperlich ablaufen kann, benötigen wir Rezeptoren (Sinnesorgan), sensorische (afferente) Nervenfasern, das Zentralnervensystem (Gehirn oder Rückenmark), motorische (efferente) Nervenfasern und Effektoren (Muskeln und Drüsen). Man nennt diese komplette Verschaltung einen Reflexbogen. Je nachdem, ob Rezeptor und Effektor sich im gleichen Organ befinden, unterscheidet man zwischen monosynaptischem (Einbeziehung einer Nervenverbindung) oder polysynaptischem Reflex (Einbeziehung mehrerer Nervenverbindungen). Beim monosynaptischen Reflex sind sensorische und motorische Fasern nur durch eine Synapse verschaltet. So liegen beim Dehnungsreflex Muskelspindeln und Muskelfasern im selben Muskel, diese Verschaltungen können nicht willentlich kontrolliert werden. Ein polysynaptischer Reflex läuft über mehrere hintereinandergeschaltete Neuronen (so nennt man mehrere Synapsen). Im Unterschied zum monosynaptischen Reflex können sich beim polysynaptischen Reflex unterschwellige Reize zu einem überschwelligen Reiz summieren. Das bedeutet: Beim täglichen Üben werden mit jeder Bewegung so lange unterschwellige Reize gesetzt, bis sie sich zu einem überschwelligen Reiz summieren und zu einer Meridiantransmission führen. Daher sollten alle Übungen mehrmals wiederholt werden.

Die meisten Reflexe laufen zwar unbewusst ab, aber ihr vorprogrammiertes automatisches Ablaufen kann durch verschiedene körperliche und seelische Faktoren gestört worden sein. Zum Beispiel können die Regulationsreflexe für unsere Haltung durch einen sitzenden Beruf negativ beeinflusst worden sein. Im natürlichen Lebenszustand bewegt sich die gesamte Muskulatur unseres Körpers und wird optimiert durch die Regulationsreflexe für Haltung und Stellung. Damit wird eine stabile und entspannende räumliche Körperhaltung erhalten, alle Muskeln sind gleichmäßig aktiviert und funktionell in Bereitschaft. Lange sitzende Tätigkeit kann dazu führen, dass dieser Regulationsreflex gestört wird und viele Muskelgruppen ihre Balance verlieren. Durch diese unnatürliche und ungleichgewichtige Körperbelastung werden viele Verspannungs- und Abnützungsprobleme verursacht. Ebenso werden vegetative Reflexe in stressigen Situationen blockiert, wodurch unterschiedliche organische Störungen hervorgerufen werden. Das ist heutzutage einer der Hauptgründe für die Entstehung von Zivilisationskrankheiten.

Mit Hilfe von Meridian-Dao Yin lassen sich körperliche Abläufe ganzheitlich, aber auch einzelne Verschaltungen gezielt aktivieren.

Jeder Meridian hat **rezeptive Felder**[32] mit bestimmten Breiten und Längen. Das zeigt, dass die Meridiantransmission nicht durch einen Impuls eines einzelnen Rezeptors oder eines sensorischen Nervs, sondern durch viele Impulse zahlreicher Rezeptoren und sensorischer Nerven entsteht. Ein sensorischer Nerv innerviert jeweils nur eine geringe Menge von Rezeptoren, weshalb daraus nur wenig Information über den körperlichen und organischen Zustand wahrgenommen werden kann. Je mehr sensorische Nerven gleichzeitig aktiviert werden, desto größer sind die rezeptiven Felder und desto mehr Informationen können wahrgenommen werden. Das ist wesentlich, weil dann diese zahlreichen sensorischen Impulse zu verschiedenen Regionen des Gehirns geleitet und verteilt werden können, um eine umfängliche und ganzheitliche zentrale Regulation zu fördern. Jede Meridiantransmission enthält eine große Menge sowohl sensorischer als auch motorischer Impulse und deshalb kann Meridian-Dao Yin auf verschiedene Körperteile, Organe und Nervenzentren optimal wirken.

---

32 Rezeptive Felder: Ein definiertes Gebiet, wo eine Sinneszelle innerviert ist. Es reagiert nur auf Reize innerhalb dieser Region.

Die wichtige Aufgabe der Meridian-Dao-Yin-Grundübung ist es, eine ausgeglichene **Biomechanik** zu erreichen.

Unter Biomechanik versteht man eine Mechanik, die durch Zusammenziehen der Skelettmuskeln sowie das Gewicht und die Haltung des eigenen Körpers erzeugt wird. Diese Mechanik wirkt sich auf Muskulatur, Wirbelsäule und alle Gelenke, das Nervensystem und das Blutgefäßsystem aus. Wenn die Biomechanik gestört wird, z. B. durch Fehlhaltung, Über- oder Unterbelastung (Bewegungsmangel), Überanstrengung bei Sport, falsche Sitzpositionen etc., entstehen Blockaden und Funktionsstörungen. Es entstehen z. B. Wirbelsäulenbeschwerden, Arthrose, Gelenksversteifung, Gliederreißen, Abnützungen, Zerrungen, Bänder- und Sehnenschwäche, Nervenleitungsstörungen, Blutgefäßstörungen usw. Dadurch werden weiter die propriozeptive Sensibilität[33] und der Gleichgewichtssinn negativ beeinflusst. Das kann dazu führen, dass der propriozeptive Reflex im Rückenmark und die Gleichgewichtsregulation im Kleinhirn gestört werden. Das hat Folgen, wie z. B. leichteres Hinfallen und Stolpern, Schwierigkeiten bei feinen und präzisen Bewegungen, Kreislaufprobleme bei Stellungswechsel (Aufstehen vom Bett oder Sitzplatz), Schwindel oder Magenbeschwerden nach leichtem Sport etc. All das sieht man im Alltag. Aber auch viele neuromuskuläre Krankheiten und Gefäßstörungen wie z. B. Angioneuralgie, Migräne, progressive Muskelatrophie[34], progressive Muskelverhärtung[35], Multiple Sklerose[36] usw. hängen mit Störungen der Biomechanik zusammen.

Während der Entwicklung des Lebens hat sich unser Bewegungsapparat strukturell und funktionell stark verändert. Das wirkt sich auch auf die Biomechanik erheblich aus. Wir haben uns von vier auf zwei Extremitäten gestellt und uns aufgerichtet. Nun stehen wir auf zwei Beinen,

---

33 Unter propriozeptiver Sensibilität versteht man die feine Wahrnehmung von Stellung (Lagesinn), Anspannung (Kraftsinn) und Bewegung des Skelettsystems (kinästhetische Wahrnehmung) im eigenen Körper.

34 Progressive Muskelatrophie ist eine degenerative Erkrankung der unteren motorischen Nervenzellen und führt zu Muskelschwund, der durch einen fortschreitenden Rückgang von motorischen Nervenzellen im Rückenmark entsteht. Die Erkrankung beginnt zwischen dem 20. und 45. Lebensjahr.

35 Muskelverhärtung ist ein anormales lokales Anspannen von Muskel oder Sehne mit druckschmerzhafter und zunehmender Spannung, die auch in Narkose nicht verschwinden kann und meistens durch längere Fehlbelastung und Durchblutungsstörung sowie Denervierung (Abbau von Nerven) verursacht wird.

36 Multiple Sklerose ist die häufigste Entmarkungs-Krankheit im zentralen Nervensystem. Dabei wird die Hülle des Nervs zerstört, wodurch Muskeln und Nerven entzündet werden.

unsere Arme und Hände sind frei. Daher lastet unser Gewicht nur auf Becken, Lendenwirbelsäule und Beinen anstatt auf der gesamten Wirbelsäule. Früher mussten außerdem ständig Kopf, Rumpf, Beine und Zehen koordiniert werden, um vierbeinig voranzukommen. Wenn wir moderne Menschen den ganzen Tag nur vor dem Computer sitzen und kaum Bewegung machen, beeinträchtigen diese einseitigen, sehr lokalen Bewegungsvorgänge den neuromuskulären Mechanismus und die sensomotorischen Regulierungsprozesse.

Der menschliche Körper verfügt über mehr als 600 Muskeln und ein Knochengerüst, dessen Einzelteile durch Gelenke und Bänder miteinander verbunden sind. Selbst bei kleinsten Bewegungen und Tätigkeiten müssen zahlreiche Muskeln zusammenarbeiten. Dazu ist jedoch die Steuerung durch die Großhirnrinde unbedingt notwendig.

Die Großhirnrinde steuert die Muskelbewegungen durch Impulse des pyramidalen und extrapyramidalen Systems. Das extrapyramidale System ist ein primäres motorisches Zentrum in der Stammesentwicklung und für die zentrale Regulation der Motorik verantwortlich. Es ist hauptsächlich zuständig für die natürlichen Bewegungsvorgänge, nämlich die Regulierung der Muskelspannung (Muskeltonus), die Koordination der verschiedenen Muskelgruppen, die Aufrechterhaltung des Körpers und des Gleichgewichts und die Ausführung der groben Bewegungen. Das pyramidale System ist ein neues motorisches Zentrum. Es entstand mit der Weiterentwicklung der Großhirnrinde. Seine Aufgabe ist die Steuerung aller willkürlichen Bewegungsabläufe, vor allem der feinen, geschickten Bewegungen der Hände. Wenn das pyramidale und das extrapyramidale System harmonisch zusammenarbeiten, werden all die verschiedenen komplizierten willkürlichen Bewegungsabläufe aufeinander abgestimmt und können störungsfrei funktionieren. Diese Wechselwirkung gilt es zu fördern, um Störungen zu korrigieren. Die gewöhnlichen Methoden wie Entspannung, Gymnastik, Turnen, Muskeltraining etc. bringen zwar Linderung, können aber das grundlegende Problem der biomechanischen Störungen nicht lösen: Solange die Harmonie zwischen den oben genannten Systemen nicht hergestellt ist, wurde das Problem nicht tief genug erfasst und die biomechanischen Störungen (körperliche Probleme) treten immer wieder auf.

Die Biomechanik umfasst also die Zusammenarbeit und Koordination zwischen dem primären motorischen Zentrum (extrapyramidales System) und dem sekundären motorischen Zentrum (pyramidales System). In der Muskulatur spielt dabei die Sensomotorik eine bedeutende Rolle. Darunter versteht man, dass ein enger Zusammenhang zwischen sensorischer Information (Wahrnehmung) und motorischer Aktion (Bewegung) besteht. Unser Gehirn wird durch Impulse der sensorischen Nervenfasern ständig über den Kontraktionszustand der Muskeln und die Stellung der Gelenke informiert. Diese Informationen verarbeitet das Gehirn und steuert und kontrolliert dadurch unsere körperlichen Bewegungen, wie zum Beispiel zwischen Auge und gezielten Fußbewegungen beim Fußballspielen. Beim Ausführen der Bogen-Übung (Grundübung) ist es besonders wichtig, dass wir unsere Aufmerksamkeit immer auf das aktive Gefühl richten. Jeder Mensch ist verschieden, manche spüren beim Üben ein Ziehen, andere ein Kribbeln etc. Der erste Schritt ist nun, die beschriebene Übung zu erlernen und die Bewegungsabläufe richtig auszuführen. Im fortgeschrittenen Stadium geht es darum, die Übung nach dem aktiven Gefühl durchzuführen. Das bedeutet, dass man beim Üben darauf achtet, wo das aktive Gefühl auftritt und was man tun muss, um es zu verstärken. So soll die Übung in den Bereichen der Lendenwirbelsäule, Hüfte und Oberschenkel leicht reguliert werden, um herauszufinden, wo man selbst das Gefühl am stärksten spürt und dadurch die Übung beweglich und koordiniert ausführt. Das aktive Gefühl und die Übungen werden dann wechselseitig gefördert und aufeinander abgestimmt.

Wir können zwar das Zusammenspiel zwischen dem primären und sekundären motorischen Zentrum nicht sehen und auch nicht direkt erfahren. Dennoch können wir durch die Verstärkung des sensomotorischen Zustands bei der Übung die Zusammenarbeit beider motorischen Zentren kontrollieren, fördern und optimieren. Das Endziel ist eine ausgeglichene Biomechanik und die Harmonie zwischen Psyche (motorischen Zentren) und Physis (Lendenwirbelsäule, Hüfte, Becken etc.).

Mit unserer Grundstellung und den entsprechenden Übungen des Meridian-Dao Yin werden positive Effekte auf den ganzen Körper erzielt. Es werden dadurch Muskulatur und peripheres Nervensystem sowie Gefäßsystem in ihrem Gleichgewicht gefördert und somit die Biomechanik wieder hergestellt.

Das ist die beste Lösung für eventuelle biomechanische und psychosomatische Störungen. Besonders hinweisen möchte ich darauf, dass es bei biomechanischen Störungen nicht ausreicht, nichts zu tun oder sich nur »zu entspannen«. Stattdessen müssen wir aktiv an der Herstellung der Biomechanik mitwirken. Dabei ist die Bogen-Übung des Meridian-Dao Yin eine gezielte und effektive Methode, um Biomechanik-Störungen der Wirbelsäule und der Ober- und Unterschenkel zu beseitigen.

Bevor wir mit den Übungen zur Aktivierung der Organe beginnen, werden wir zunächst auf die **Bezeichnung des jeweiligen Meridians** ausführlicher eingehen. Der Meridian wurde anfänglich nach der Stelle der Extremität und der Eigenschaft des Yin und Yang benannt. Die in der oberen Extremität verlaufenden Meridiane wurden als Hand-Meridian und die in der unteren Extremität als Fuß-Meridian bezeichnet. Yin oder Yang bezeichnen die unterschiedliche Stelle der Extremität: z.B. Außen- oder Innenseite bzw. Rücken- oder Bauchseite. Yin-Meridiane werden weiter unterteilt: *Taiyin*, *Jueyin* und *Shaoyin* ist die vordere (ventrale), mittlere (mediale) und hintere (dorsale) Stelle in der Extremität. Yang-Meridiane werden in *Yangming*, *Shaoyang* und *Taiyang* unterteilt. So kann man der originalen Bezeichnung relativ genau den Verlauf jedes Meridians entnehmen. Das ist die sichtbare Widerspiegelung der Meridiantransmission und der wesentliche Inhalt des Meridian-Systems.

Anleitung zu den Übungen

Aller Anfang ist schwer, aber mit einigen Tricks sind die Übungen ganz einfach auszuführen:

Wo soll ich üben?
Suchen Sie sich einen Platz, wo Sie sich wohlfühlen und wo es ruhig ist. Das kann Ihre Wohnung sein, aber auch ein ruhiges Plätzchen im Garten, im Park oder in der freien Natur.

Wann und wie soll ich üben?
Üben Sie vor allem am Anfang regelmäßig, d.h. täglich und möglichst immer zur gleichen Zeit. Das erleichtert den Einstieg in Meridian-Dao Yin und ein Rhythmus entsteht.

Am wirkungsvollsten ist das Üben unmittelbar nach dem Aufstehen oder bevor Sie zu Bett gehen (dies hängt von Ihrem Biorhythmus ab). Aber viele Menschen nutzen auch die Mittagspause.

Ob Sie Stille brauchen oder ruhige Musik – beides ist möglich – entscheiden Sie selbst. Bequeme, lockere Kleidung ist zu empfehlen. Es ist egal, ob Sie alleine oder gemeinsam üben. Wichtig ist, dass Sie üben.

Welche Übungen kann man kombinieren?
Wie viele Übungen soll ich machen, wenn ich zu wenig Zeit habe?
Oberstes Ziel ist, regelmäßig zu üben. Wenn Ihr Gesundheitszustand gut ist und sie diesen erhalten möchten, empfehlen wir täglich zumindest 2 Übungen von Meridian-Dao Yin durchzuführen. Eine Kombinationsmöglichkeit wäre, die Übungen der Hand-*Taiyin*-Meridiantransmission durchzuführen und die danach beschriebenen Fuß-*Taiyin*-Meridiantransmissions-Übungen anzuschließen. Damit verstärken Sie die Übungswirkung.

Am besten beginnen Sie immer mit der Bogen-Übung. Ihr Name kommt von der Stellung und Anspannung des Körpers während der Übung – zuerst nach vorne, dann nach hinten gewölbt, wie auf den Bildern zu sehen ist.

Am folgenden Tag können Sie die nächsten zwei vorgestellten Übungen durchführen.

Wenn Sie sich krank fühlen und Ihre Widerstandkräfte steigern und Heilungsprozesse fördern möchten, verrichten Sie möglichst alle Übungen.

Je vollständiger und regelmäßiger Sie die in diesem Buch vorgestellte Übungsfolge absolvieren, desto besser, möglichst mit vielen Wiederholungen und in der Reihenfolge wie im Buch beschrieben.

Allerdings ist dies oft nicht mit unserer beruflichen Realität zu vereinen. Regelmäßigkeit sollte dabei Ihr oberstes Ziel sein. Daher gilt: Es ist besser, täglich zwei Übungen zu machen, als nur einmal pro Woche die gesamten Übungen zu absolvieren.

Meridian-Dao Yin zur Intensivierung der Hand-Taiyin-(Lungen-)Meridiantransmission

Alte Aufzeichnungen mit neuen Erkenntnissen erläutert

Im Werk »Kapitel 10: Meridian. Des Gelben Kaisers Klassiker für Klassische Akupunktur (Ling Shu Jing)« steht:

> *Der Lungen-Hand-Taiyin-Meridian beginnt am Mittleren Erwärmer. Von dort zieht er zum Dickdarm, läuft zurück zum Mageneingang, durchbricht das Zwerchfell und geht zu den Lungen. Von der Verbindungsstelle zwischen der Lunge und dem Kehlkopf zieht er zu den Achselhöhlen, läuft an der Innenseite der vorderen Armkante entlang und endet am inneren Nagelwinkel des Daumens.*

Das ist eine alte Beschreibung über die Übertragung des Meridiangefühls. Unter »Mittlerem Erwärmer« ist auch ein aktives Gefühl zu verstehen, das durch Aktivierung der Hand-*Taiyin*-Meridiantransmission im Bereich des Brustbeins und des Magens hervorgerufen wird. Über den Verlauf vom Mittleren Erwärmer zum Dickdarm und Mageneingang sowie vom Zwerchfell wieder zu den Lungen zieht man am besten das Quellenmaterial zu Rate: In dieser alten Beschreibung entspricht »die Verbindungsstelle zwischen der Lunge und dem Kehlkopf« der Stelle, die wir heute als Plexus brachialis bezeichnen. Der weitere, beschriebene Verlauf vom Plexus brachialis bis zum Daumen stimmt mit dem aktiven Gefühl der Hand-*Taiyin*-Meridiantransmission beim Meridian-Dao Yin-Üben überein.

Die Hand-*Taiyin*-(Lungen-)Meridiantransmission steht im engen Zusammenhang mit den Nervenfasern aus Plexus brachialis (lat. Armgeflecht). Die Spinalnerven treten durch Löcher zwischen den Wirbelbögen nach außen und ziehen sich zu Muskeln und Hautbezirken. Im Bereich der Extremitäten bilden sie zuvor Nerven-Durchflechtungen, die Plexus heißen. In diesem Plexus werden die Fasern der Spinalnerven durchmischt. So besteht jeder Extremitätennerv aus mehreren Segmenten der Spinalnervenfasern. Unser Arm – von der Schulter bis zu den Fingern – wird mit vielen peripheren Nerven bzw. den Ästen des Plexus brachialis innerviert (durchzogen), wie z.B. dem N. musculocutaneus, N. radialis, N. medianus etc. Aber jeder einzelne Nerv innerviert nur einen bestimmten Körperteil. Durch Meridian-Dao Yin werden viele lokale Innervationen der peripheren Nerven zusammen verschaltet und ganzheitlich angeregt. Diese Impulse werden dann nicht nur zu den Segmenten der Spinalnerven, sondern auch zu den anfangs erwähnten Arealen der somatotopischen Gliederung im Rückenmark und im Zentralnervensystem weitergeleitet. Diese sind bestimmten Körperteilen zugeordnet. Das heißt, viele Nervenkerne im Rückenmark und in Zentren, die für verschiedene Körperteile und Organe zuständig sind, werden gleichzeitig und ganzheitlich mit aktiviert.

Die Hand-*Taiyin*-(Lungen-)Meridiantransmission besteht aus zahlreichen sensomotorischen Impulsen, die von den Ästen des Plexus brachialis sowie der Achselarterie ausgehen. Unter anderem sind N. cutaneus brachii lateralis superior (aus N. axillaris), N. cutaneus brachii lateralis inferior (aus N. radialis), N. cutaneus antebrachii lateralis (aus N. musculocutaneus), N. radialis und N. medianus an dieser Meridiantransmission beteiligt. Sobald diese Meridiantransmission aktiviert ist, sind jene Körperteile, die durch diese Nerven innerviert sind, und die dadurch verbundenen Organe sowie die entsprechenden Nervenkerne im zentralen Nervensystem ganzheitlich aktiviert.

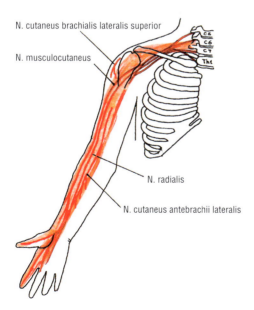

Hand-Taiyin-(Lungen-)Meridiantransmission

Intensive Übung für die Hand-Taiyin-(Lungen-) Meridiantransmission

Bogen-Übung

Sie stehen in bequemer Grundstellung und halten den Oberkörper aufrecht. Lassen Sie das Becken leicht nach vorne kippen und ziehen Sie den Unterbauch nach innen. Stellen Sie Ihre Füße parallel in Schulterbreite und beugen Sie Ihre Knie leicht. Führen Sie beide Daumen und Zeigefinger zueinander und bilden Sie einen Ring. Legen Sie die beiden Ringe derart vor den Unterbauch, dass die Handflächen und die Fingerspitzen des Rings nach unten zeigen.

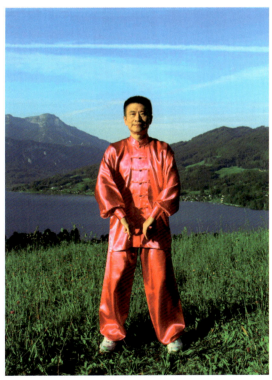

Bogen-Übung

Beugen Sie Ihre Knie jetzt noch etwas tiefer und lassen Sie das Becken nach vorne gekippt. Gleichzeitig bewegen Sie Ihre Lendenwirbelsäule so nach hinten, bis Oberschenkel, Hüfte und Lendenwirbelsäule wie ein Bogen rückwärts gespannt sind.

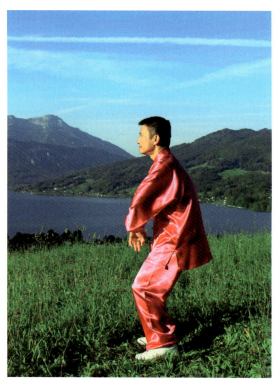

Bogen-Übung

Dann führen Sie Oberschenkel und Hüfte langsam nach vorne. Verlagern Sie das Gewicht so lange nach vorne, bis Unterschenkel, Oberschenkel und Hüfte wie ein Bogen vorwärts gespannt sind. Dann stehen Sie langsam auf und bringen den Körper wieder in die Grundstellung zurück. Wiederholen Sie diese Bogen-Übung 5–10 Minuten lang.

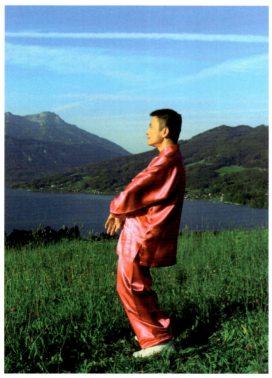

Bogen-Übung

Die Ausgangsstellung in der oben beschriebenen Bogen-Übung ist nicht nur die Anfangsposition für die Übungen, sondern wäre auch die ideale Stellung des Körpers aus der Sicht der Biomechanik und Physiologie.

Unsere körpereigene Biomechanik wieder herzustellen ist für uns moderne Menschen sehr wichtig. Mit der Bogen-Übung und anderen Übungen des Meridian-Dao Yin wird daher eine gleichmäßige positive Auswirkung für unseren Körper erreicht. Das ist die beste Lösung für eventuelle biomechanische und psychosomatische Störungen. Besonders hinweisen möchte ich darauf, dass bei biomechanischen Störungen es nicht ausreicht, »nichts zu tun oder sich nur zu entspannen«. Das ist viel zu wenig. Man muss aktiv an der Herstellung der Biomechanik mitwirken. Dabei ist die Bogen-Übung des Meridian-Dao Yin eine gezielte und effektive Methode, um Biomechanik-Störungen der Wirbelsäule und der Ober- und Unterschenkel zu beseitigen.

Intensive Übung für die distale Meridiantransmission

Ziehen Sie Ihre Hände langsam hoch, bis zur Mitte des Brustbeins.
Gleichzeitig richten Sie sich auf und strecken Ihre Brust heraus.
Drehen Sie Ihre Handgelenke um, sodass die Handflächen zum
Körper zeigen. Führen Sie die beiden Hände waagerecht nach vorne
und bilden Sie einen großen Kreis.

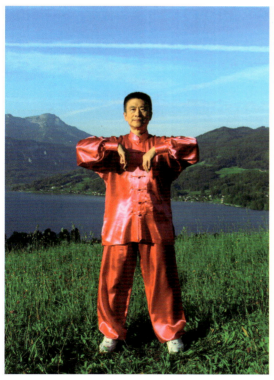

Distal-Übung

Nun drehen Sie die Arme, bis die Handflächen nach oben zeigen. Gleichzeitig breiten Sie Ihre Arme in Schulterhöhe weit auseinander. Strecken Sie Ihre Arme seitlich neben dem Körper durch. Daumen und Zeigefinger berühren einander immer noch. Lassen Sie die Schultern locker. Dabei ruhig ein- und ausatmen. Halten Sie diese Haltung für ein paar Minuten. Jetzt spüren Sie ein aktives Gefühl[37] entlang des Speichenbereichs. Genauer verläuft das aktive Gefühl entlang des Daumens, der Oberseite des Unterarms bis hinauf zu Schulter und Hals. Das ist das Zeichen dafür, dass die Hand-*Taiyin*-(Lungen-)Meridiantransmission intensiv aktiviert wurde.

---

37 Aktives Gefühl bedeutet hier z. B. ein Ziehen, ein Kribbeln, Wärmegefühl oder ein Gefühl, dass dieser Bereich anschwillt o. Ä., entlang des Meridians.

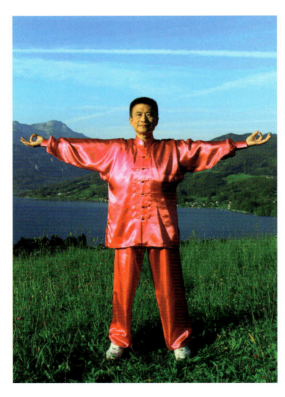

Distal-Übung

Drehen Sie Ihre Arme mit durchgestreckter Haltung langsam nach vorne um, bis die Handflächen nach vorne zeigen. Dabei ruhig ein- und ausatmen. Durch die langsame Drehung ist das aktive Gefühl besonders stark im Daumen, Zeige- und Mittelfinger sowie im oberen Bereich des Unterarms zu spüren. Das bedeutet, dass die Hand-*Taiyin*-(Lungen-)Meridiantransmission im distalen Teil des Körpers intensiv aktiviert wurde.

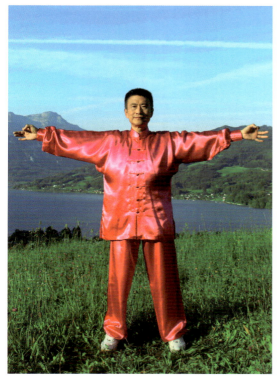

Distal-Übung

Drehen Sie die Handflächen weiter um, bis sie nach unten zeigen. Dabei ruhig ein- und ausatmen. Jetzt spüren Sie das aktive Gefühl im Ellenbereich, im Bereich des kleinen Fingers und der Handunterkante. Das zeigt uns, dass der distale Teil der Hand-*Taiyin*-(Lungen-)-Meridiantransmission weiter aktiviert wurde.

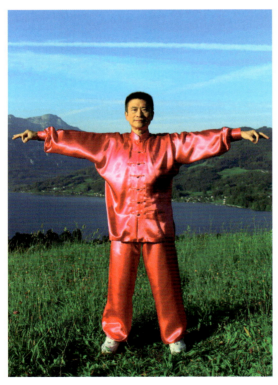

Distal-Übung

Drehen Sie den ganzen Arm so nach hinten, dass die Handflächen ganz nach hinten zeigen. Dabei ruhig ein- und ausatmen. Nun spüren Sie im Ellenbereich ein aktives Wärme- oder Schweregefühl. Genau beschrieben spüren Sie dieses aktive Gefühl im Ring- und kleinen Finger sowie an der Handunterkante. Das weist darauf hin, dass die Hand-*Taiyin*-(Lungen-)Meridiantransmission vom Daumen über alle Finger bis zum Unterarm weitergeleitet wurde. Drehen Sie die Arme um, bis die Handflächen wieder nach oben zeigen, und wiederholen Sie diese Drehbewegung 5–10 Minuten lang, um die körperferne Transmission des Hand-*Taiyin*-(Lungen-)Meridians zu intensivieren.

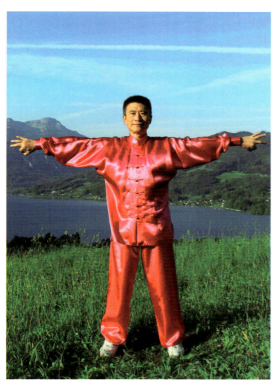

Distal-Übung

Anwendungsbereich

Durch diese spezielle Meridian-Dao Yin-Übung wird die distale Meridiantransmission des Hand-*Taiyin* (wie z. B. in Finger und Händen) stark gefördert und sensomotorische Impulse im Bereich der Finger, der Handgelenke, der Unterarme und der Ellenbogen sowie der Oberarme werden hervorgerufen. Die Durchblutung, Beweglichkeit und Regenerationskraft wird wesentlich verbessert. Damit ist diese Distal-Übung gut geeignet für Durchblutungsstörungen wie z. B. kalte Hände, Hautausschlag wie z. B. Neurodermatitis im Bereich der Hände und Ellenbogen, Neuritis[38], Tennis-Ellbogen (Epicondylitis lateralis), Golfer-Arm (Epicondylitis medialis)[39], schnellende Finger[40], Finger-Arthrose usw.

Da die sensomotorischen Impulse, die durch Meridian-Dao Yin-Übungen hervorgerufen wurden, eine deutlich spürbare Aktivität der Meridiantransmission sind, lösen sie nach dem Üben weitere positive Reaktionen in Muskulatur, Gefäßen, Gelenken, Kreislauf etc. aus. Je nach Ihrem momentanen körperlichen Zustand sind diese Reaktionen unterschiedlich und können sich z. B. als dumpfes Gefühl im Bereich der Arme und der Schulter auswirken, wie ein Muskelkater nach dem Sport. Das ist ganz normal und zeigt, dass der Regenerationsprozess spürbar verstärkt wurde – es ist das gewünschte Ergebnis.

---

38 Neuritis ist eine schmerzhafte Nervenentzündung. Je nachdem welche Nerven betroffen sind, kann es unterschiedliche Symptome geben, von Taubheitsgefühlen und Empfindungsstörungen bis hin zu Lähmungen, etc.

39 Beim Golfer-Arm hat man Schmerzen am inneren Gelenkshöcker des Oberarmknochens durch eine Entzündung an der Ansatzstelle der Handbeugemuskeln.

40 Unter schnellendem Finger versteht man die Folge von chronischen Entzündungen, geschwollenen Beugesehnen oder Sehnenscheiden.

Intensive Übung für die proximale Meridiantransmission

Die Wechselwirkung zwischen Meridianen und Organen ist in den einzelnen Teilen des Rumpfs und der Glieder unterschiedlich. Bei körpernahen (proximalen) Teilen, wie z. B. Schulter und Oberarme oder Hüfte und Oberschenkel, gibt es eine direkte Verbindung zum Organ mittels Nerven und der Nervenanlagen in Blutgefäßen. Bei Teilen, die vom Körper weiter entfernt sind, wie z. B. Unterarme und Hände oder Unterschenkel und Füße, gibt es keine durchgehende Nervenverbindung zum Organ. Hier entsteht die Wechselwirkung durch die Verschaltung der Interneuronen im Rückenmark oder einem höheren Zentrum. Man kann sich das so vorstellen, dass mehrere Nerven entlang der zu überbrückenden Strecke mit den Interneuronen verbunden werden.

Das Ziel der Intensiven Übung für proximale Hand-*Taiyin*-(Lungen-) Meridiantransmission ist es, beide Formen der Verbindungen in besonders hohem Maß zu fördern – besonders jedoch die kurzen, direkten Verbindungen. Damit werden die Funktionen der entsprechenden Organe verbessert und gestärkt.

Drehen Sie Ihre Arme weiter um, bis die Handflächen nach hinten zeigen. Führen Sie die ausgestreckten Arme nach hinten und beugen Sie die Ellenbogen leicht. Jetzt bewegen Sie Ihre gebeugten Arme mit nach oben zeigenden Handflächen hinter den Körper zurück. Ziehen Sie die Handgelenke und Unterarme in einem kleinen Bogen bis zur Achsel. Daumen und Zeigefinger berühren einander, die anderen Finger zeigen zum Boden. Die Handflächen zeigen nach hinten. Die Schulter dabei locker lassen und ruhig ein- und ausatmen. Nun spüren Sie ein aktives Gefühl im Schulterbereich.

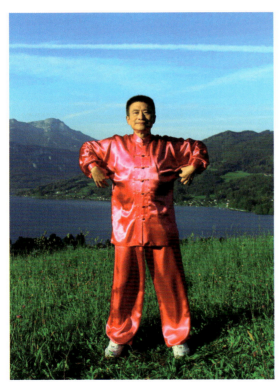

Distal-Übung

Heben Sie die Unterarme bis vor die Schultergelenke. Gleichzeitig drehen Sie die Handgelenke nach oben, sodass die Handflächen zum Körper schauen. Heben Sie die Ellbogen so weit, bis sie auf der Höhe der Schulter eine waagrechte Linie bilden. Halten Sie den Oberkörper aufrecht und lassen Sie die Schultern locker. Dann führen Sie Ihre Hände langsam nach vorne, bis die Arme einen Bogen bilden und ein großer Ball in den Armen gerade noch gehalten werden könnte. Dabei ruhig ein- und ausatmen. Nun spüren Sie das aktive Gefühl der Hand-*Taiyin*-(Lungen-)Meridiantransmission im Oberarm- und Schulterbereich.

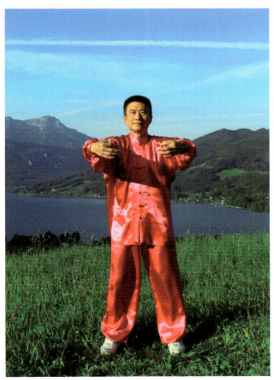

Proximal-Übung

Drehen Sie Ihre Arme, sodass die Handflächen nach oben zeigen. Gleichzeitig strecken Sie Ihre Arme und breiten sie aus, so weit, bis Ihre Arme und Schulter eine Linie bilden und die Handflächen nach oben schauen. Lassen Sie die Schultern locker. Dabei ruhig ein- und ausatmen.

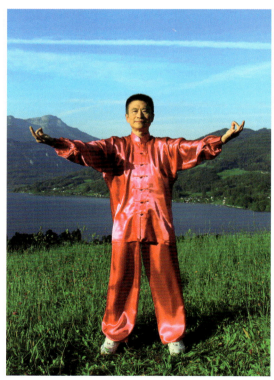

Proximal-Übung

Drehen Sie Ihre Arme so nach hinten um, sodass die Handflächen nach hinten zeigen. Ziehen Sie die Handgelenke zum Körper, sodass sie etwa in 90 Grad zu ihm stehen. Dabei ruhig ein- und ausatmen. Jetzt können Sie das aktive Gefühl der Hand-*Taiyin*-(Lungen-)Meridiantransmission in den Oberarmen deutlich spüren.

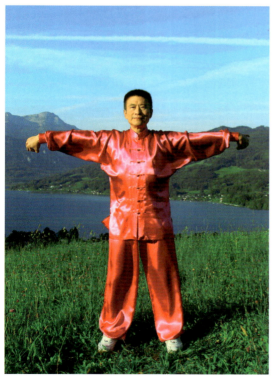

Proximal-Übung

Ziehen Sie die Handgelenke und Unterarme nach hinten, dann unter der Achsel kreisförmig nach vorne und heben Sie die Handgelenke bis vor die Schultergelenke. Ihre Handflächen zeigen zum Körper. Dabei ruhig ein- und ausatmen. Strecken Sie die Arme nach vorne aus und bringen Sie sie seitlich neben dem Körper in die Ausgangsposition zurück.

Wiederholen Sie diese Proximal-Übung 5–10 Minuten lang, um die Meridiantransmission vom Hand-*Taiyin* körpernahe zu intensivieren.

Dann lösen Sie beide Ringe vor dem Brustbein auf und strecken alle Finger aus. Führen Sie die Finger beider Hände vor der Brust zusammen. Alle Finger zeigen nach vorne. Nun drehen Sie die Handgelenke, bis alle Fingerspitzen nach oben zeigen.

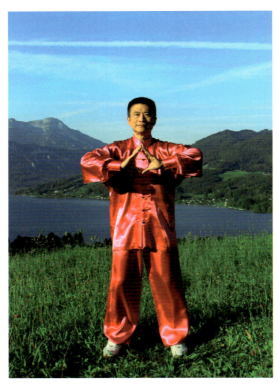

Proximal-Übung

Bringen Sie Ihre Hände langsam vor dem Körper nach unten. Auf der Höhe des Unterbauchs lösen Sie die Finger voneinander und beide Hände machen eine kreisförmige Bewegung vor dem Körper. Abschließend legen Sie für ein paar Minuten beide Hände auf den Unterbauch, die Daumen ineinander verschränkt. Männer legen die rechte Hand oberhalb der linken, Frauen umgekehrt. Dabei entspannen und ruhig ein- und ausatmen.

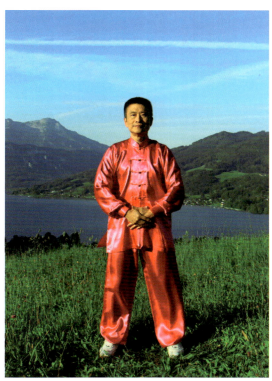

Schluss-Stellung

Anwendungsbereich

Wenn man diese proximale Übung regelmäßig durchführt, wird die Leistung des Plexus brachialis, der Achselarterie und der Schultergegend gefördert. Dadurch stärkt man die Funktion der Reflexe im Rückenmark, der Lungen und der Bronchiolen, der Gefäße sowie der Muskulatur. Deshalb ist diese Übung sehr gut geeignet gegen Lungenschwäche, Bronchitis, Asthma oder andere Atemwegserkrankungen, bei Mangel an Lungen-Qi[41] und dadurch hervorgerufenes Burnout-Syndrom, Heuschnupfen, Durchblutungsstörung (kalte Hände) sowie Neurodermitis (atopisches Ekzem) zwischen den Schüben, Arthrose und Abnutzung in Ellbogen und Handgelenk, Supraspinatussyndrom[42], Sehnenriss an der Schulter, Arthropathie und kalkartigen Ablagerungen in der Schultergegend.

Hinweis: Bei akuten Schmerzen durch Arthrose, Abnutzung, Sehnenriss und Ablagerungen sollte man Meridian-Dao Yin-Übungen mit Akupressur oder Akupunktur kombinieren, um optimale Heilung zu erzielen. Daher sollten Meridian-Dao Yin-Übungen auch verstärkt von Therapeuten und in der Rehabilitation eingesetzt werden.

---

41   Mangel an Lungen-Qi ist eine funktionelle Störung der Lunge, die durch Kurzatmigkeit, schwache und leise Stimme, Empfindlichkeit gegenüber Zug und Wind, spontanen Schweißausbruch und blasse Gesichtsfarbe gekennzeichnet ist.
42   Unter Supraspinatussyndrom versteht man eine degenerative Veränderung in der Sehne des Obergrätenmuskels (M. supraspinatus) und im benachbarten Schleimbeutel. Betroffene verspüren Schmerzen beim Anheben des Armes.

Meridian-Dao Yin zur Intensivierung der Fuß-Taiyin-(Milz-)Meridiantransmission

Alte Aufzeichnungen mit neuen Erkenntnissen erläutert

Im Werk »Kapitel 10: Meridian. Des Gelben Kaisers Klassiker für Klassische Akupunktur (Ling Shu Jing)« wird der Verlauf der Fuß-*Taiyin*-(Milz-)Meridiantransmission so aufgezeichnet:

Dieser Meridian beginnt an der Innenseite der Großzehe, läuft an der Innenseite des Fußes über den hellen Rand der Haut dahin, zieht entlang der Innenseite des Fußknochens und erreicht den inneren Knöchel, dann verläuft er auf der Innenseite des Schienbeines hinauf, kreuzt den Fuß-Jueyin-(Leber-)Meridian am Punkt Shan Yin Jiao (6. Punkt des Fuß-Taiyin-(Milz-)Meridians), weiter aufwärts zur Innenseite des Knies, geht an der Innenfläche des Oberschenkels entlang, läuft in der Hüftgegend in den Bauch hinein, erreicht die Milz und verbindet den Magen. Im weiteren Verlauf durchbohrt er das Zwerchfell, steigt zur Kehle hoch, endet an der Zungenwurzel und verteilt sich an der Unterseite der Zunge.

Es handelt sich um eine alte Beschreibung über die Übertragung des Meridiangefühls von vor 3000 Jahren. Von dieser traditionellen Beschreibung ausgehend, müssen wir die inhaltliche Richtigkeit mit moderner wissenschaftlicher Medizin beleuchten. Neuroanatomisch gesehen steht die Übertragung des Fuß-*Taiyin*-(Milz-)Meridians in einem engen Zusammenhang mit dem N. genitofemoralis, dem N. obturatorius, dem N. femoralis, den Rr. cutanei anteriores (aus N. femoralis), dem N. saphenus, dem Plexus lumbalis (dieser wird auch Lendengeflecht genannt)[43], dem Plexus sacralis[44], dem Solarplexus[45], dem enterischen Nervensystem,

---

43 Der Plexus lumbalis ist ein Nervengeflecht, das von den anterioren Ästen (Rami) der Spinalnerven der Segmente L1 bis L3 gebildet wird. Darüber hinaus enthält er Anteile von Th12 und L4.
44 Der Plexus sacralis (Kreuzbeingeflecht) ist ein Nervengeflecht, das von den anterioren Ästen der Spinalnerven der Segmente L5 bis S3 gebildet wird. Darüber hinaus enthält er Anteile von L4 und S3. Gemeinsam mit dem Plexus lumbalis bildet der Plexus sacralis die Nerven des Beckens und der Beine. Er wird mit letzterem auch zum Plexus lumbosacralis zusammengefasst.
45 Der Solarplexus ist das größte Nervenknotengeflecht des vegetativen Nervensystems beim Menschen. Die parasympathischen Anteile stammen aus dem Nervus vagus. Er liegt zwischen dem zwölften Brust- und dem ersten Lendenwirbel an der Aorta. Der Solarplexus ist mit den Nerven der Bauchorgane verbunden und beeinflusst somit die grundlegenden Funktionen der inneren Organe wie z. B. des Magens, des Dünndarms, der Leber, der Gallenblase und der Milz.

dem Plexus aorticus abdominalis[46] und dem N. vagus sowie vielen viszeralen Nerven im Bauchbereich.

Alle diese Nerven sind Teil der Meridiantransmission. Meiner Meinung nach müsste die obige – aus der traditionellen chinesischen Medizin übernommene – Beschreibung »Meridian erreicht die Milz« ersetzt werden durch »Meridian geht durch den Solarplexus«. Auch die Beschreibung »... durchbohrt im weiteren Verlauf das Zwerchfell, steigt zur Kehle, endet an der Zungenwurzel und verteilt sich an der Unterseite der Zunge« ist ungenau. Richtigerweise sollte sie dem Verlauf des N. vagus entsprechen. Dieser verläuft von oben hinunter in die Brusthöhle. Dennoch kann das Gefühl bei der Übung von unten nach oben verlaufen. Durch den langen Verlauf des Meridians und die vielen beteiligten Nerven wird durch die Aktivierung der Fuß-*Taiyin*-(Milz-)Meridiantransmission die Aktivität des Sprunggelenks, des Knies und der Hüfte gefördert. Auch die Wechselwirkungen zwischen Organen und Solarplexus und dem vegetativen System in der Bauchhöhle werden gestärkt. Außerdem werden die Funktionen des Verdauungstraktes, des Urogenitalsystems, des Atmungssystems und des vegetativen Nervensystems ganzheitlich verstärkt. Gerade diese Wirkung kann bei psychosomatischen Beschwerden unterstützend wirken.

Hinweis: Für Fuß-Meridian-Dao Yin ist es unbedingt notwendig, die Hand-Meridiantransmission mit der gleichen Bezeichnung[47] (wie z.B. Fuß-*Taiyin* mit Hand-*Taiyin*) zu kombinieren und dadurch zu verstärken. Die Meridiantransmissionen des Fuß- und Hand-Meridians mit gleichem Namen wirken sich zwar auf ganz unterschiedliche Segmente des Rückenmarks aus, wie z.B. Hand-Meridiane auf Halswirbel und Fuß-Meridiane auf Lendenwirbel. Aber die Impulse der Hand- und Fuß-Meridiane senden gemäß der somatotopischen Gliederung zum gleichen Areal (Nervenkern im Rückenmark), auch wenn es sich in einem Fall um die oberen (Arme), im anderen Fall um die unteren Extremitäten (Beine) handelt. So z.B. Hand-*Taiyin* und Fuß-*Taiyin*: Beide verlaufen auf

---

46 Der Plexus aorticus abdominalis ist ein vegetatives Nervengeflecht, das die Aorta abdominalis umgibt und eine Reihe von Nervengeflechten bildet, die für die Versorgung der Organe im Bauch dienen. Ihre Bezeichnung ist von den Bauchorganen abgeleitet, z.B. Plexus hepaticus (Leber), Plexus splenicus (Milz) usw.

47 Lassen Sie sich nicht verwirren: Die ursprüngliche Bezeichnung der Meridiantransmission, z.B. *Taiyin*, bezieht sich auf den Bereich, wo die Transmission verläuft (z.B. Innenseite des Oberschenkels) und bezeichnet nicht einzelne Organe (wie z.B. die Milz).

der Vorderkante der Extremitäten-Innenseite. Weil sich Hand- und Fuß-Meridiane gleichen Namens auf obere und untere somatotopische Gliederung des Rückenmarks gemeinsam auswirken, müssen wir eine Übung für den Hand-Meridian mit der Übung des Fuß-Meridians gleichen Namens zusammen ausführen. Damit wird die zentrale Steuerung auf Körper und Organe optimal aktiviert.

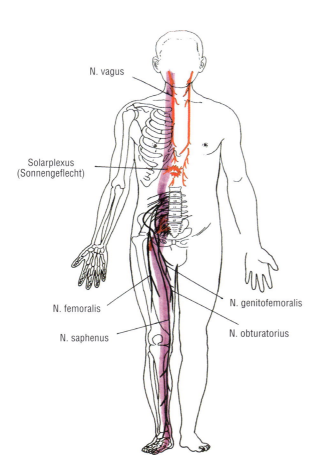

Fuß-Taiyin-(Milz-)Meridiantransmission

Intensive Übung für die Fuß-Taiyin-(Milz-) Meridiantransmission

Bogen-Übung

Stellen Sie die Füße etwa eineinhalb Schulterbreiten weit auseinander, die Zehenspitzen zeigen nach innen. Gehen Sie in die Knie und führen Sie die Knie bewusst nach innen. Verlagern Sie den Oberkörper leicht nach vorne, sodass das Gewicht auf dem vorderen Teil der Innenseite der Knie und den großen Zehen lastet. Damit kann der ganze Verlauf der Fuß-*Taiyin*-(Milz-)Meridiantransmission leicht aktiviert werden. Lassen Sie das Becken möglichst nach vorne kippen und ziehen Sie den Unterbauch hinein, damit der Teil des Körpers zwischen der Lendenwirbelsäule und der Hüfte stimuliert wird. Das ist auch eine sehr wichtige Übungstechnik für die Weiterleitung der Meridiantransmission. Führen Sie beide Daumen und Zeigefinger zueinander und bilden Sie einen Ring. Legen Sie die beiden Ringe in dieser Stellung vor den Unterbauch. Die Handrücken schauen zueinander und die Fingerspitzen zeigen nach unten. Dabei ruhig ein- und ausatmen.

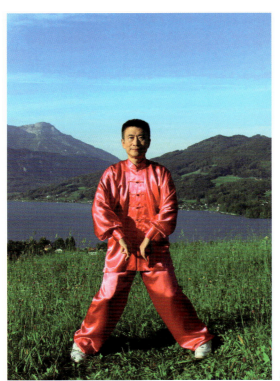

Bogen-Übung

Beugen Sie Ihre Knie jetzt noch etwas tiefer und lassen Sie das Be-cken weiter nach vorne gekippt. Gleichzeitig bewegen Sie Ihr Kreuz (Lendenwirbelsäule) so nach hinten, dass Oberschenkel, Hüfte und Lendenwirbelsäule wie in einem Bogen rückwärts gespannt sind. Damit wird der Körperteil zwischen Lendenwirbelsäule und Hüfte beweglicher und aktiver.

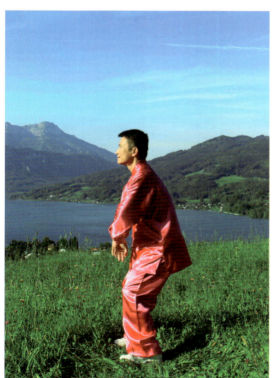

Bogen-Übung

Dann führen Sie Oberschenkel und Hüfte langsam so weit nach vorne, dass Unterschenkel, Oberschenkel und Hüfte wie in einem Bogen vorwärts gespannt sind. Dann stehen Sie langsam auf und bringen Ihren Körper wieder in die Grundstellung zurück. Es ist besonders sinnvoll diese Bogen-Bewegung zu machen, wenn man an Beschwerden der Lendenwirbelsäule leidet. Wiederholen Sie die Bogen-Übung 5–10 Minuten lang.

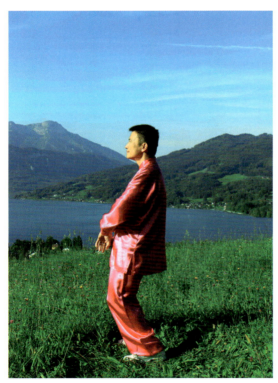

Bogen-Übung

Die Bogen-Übung hat unterschiedliche positive Auswirkungen auf die psychosomatischen Vorgänge in der Lumbosakral-Gegend. Diese Übung verstärkt die Weiterleitung aller Fuß-Meridiantransmissionen, vor allem aber der Fuß-*Taiyin*-(Milz-)Meridiantransmission. Das ist wichtig, weil die Übertragung der sensomotorischen Impulse vom Fuß bis zu den Organen im Bauchraum viel länger ist als vom Arm zu den Organen. Zusätzlich sind letztere Organe häufiger geschwächt und von Störungen betroffen, weil wir im Alltag viel sitzen, uns wenig bewegen und kaum Sport betreiben.Diese unnatürliche Lebensweise führt dazu, dass die neuromuskuläre Aktivität der unteren Extremitäten immer inaktiver und die Verschaltungen zwischen den unteren Extremitäten und den Bauchorganen stark abgebaut werden.

Man kann zwar mit Sport wie z. B. Laufen oder Nordic Walking die Muskulatur der unteren Extremitäten teilweise stärken. Allerdings wird die Nervenverbindung zwischen den unteren Extremitäten und den inneren Organen kaum gefördert, denn die unterbrochenen nervlichen Verschaltungen werden dadurch nicht wieder aufgebaut. Sport ist somit gut, für die Beseitigung psychosomatischer Beschwerden aber nicht ausreichend.

Im sakralen Rückenmarksbereich (Segmente S2 bis S4) ist der Nucleus intermediolateralis, auch als sakral-parasympathischer Nucleus bezeichnet, ein wichtiger Bestandteil des sakralen parasympathischen Systems. Seine Nervenfasern gehen durch die Vorderwurzel in das Becken und bilden das Beckengeflecht[48]. Dieses innerviert jeweils getrennt Blase, Rektum und Geschlechtsorgane.

Wenn man die Bogen-Übung regelmäßig ausführt, wird dieser Nervenkern des sakralen parasympathischen Systems aktiviert und die von ihm versorgten Organe werden gefördert. Außerdem wird die Weiterleitung der Fuß-*Taiyin*-(Milz-)Meridiantransmission begünstigt.

---

48 siehe Jian Wenhua. *Neuroanatomie*, S. 175, Verlag der Fu Dan-Universität, 2005.

Intensive Übung für die distale Meridiantransmission

Ziehen Sie Ihre Hände langsam hoch bis zur Mitte des Brustbeines und richten Sie sich gleichzeitig auf. Strecken Sie Ihre Brust heraus und ziehen Sie den Bauch hinein. Drehen Sie jetzt Ihre Handgelenke um, sodass die Handflächen zum Körper zeigen. Führen Sie die beiden Hände waagrecht nach vorne, bis die Arme durchgestreckt sind. Dann drehen Sie die Arme um, bis die Handflächen nach oben zeigen. Daumen und Zeigefinger berühren einander immer noch. Lassen Sie die Schultern locker. Dabei ruhig ein- und ausatmen.

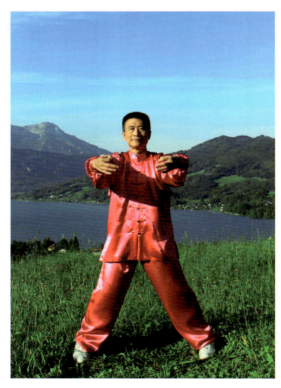

Distal-Übung

Breiten Sie die Arme seitlich auf Schulterhöhe aus, die Handflächen zeigen nach oben. Strecken Sie Ihre Arme ganz durch, damit die Meridiantransmission von Fuß–*Taiyin* (Milz) aktiviert wird. Jetzt können Sie auf der Daumenseite Ihrer Arme ein ziehendes, warmes Gefühl spüren.

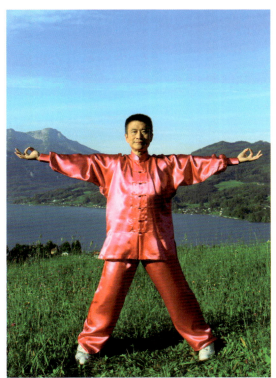

Distal-Übung

Lösen Sie den Ring auf, indem Sie die Finger ausstrecken. Schultern locker lassen, Brust nach vorne strecken und Bauch einziehen. Arme möglichst durchstrecken, bis Sie die Aktivierung in Fingern, Armen und Schulter-/Nackenbereich spüren. Das ist das Zeichen, dass die Meridiantransmission von Fuß-*Taiyin* (Milz) gut aktiviert wurde. Dabei ruhig ein- und ausatmen.

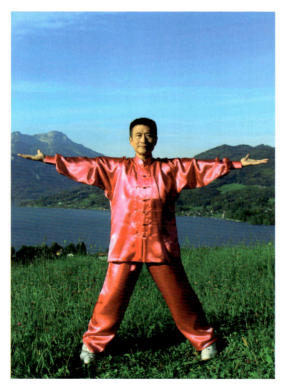

Distal-Übung

Drehen Sie Ihre Unterarme langsam nach innen, bis die Handfläche nach vorne zeigt. Beugen Sie den linken Arm leicht. Senken Sie den rechten Arm in Richtung Unterbauch, dort zeigt Ihre rechte Handfläche nach links. Gleichzeitig drehen Sie den Körper und das Becken etwas nach links und bewegen Sie den rechten Oberschenkel nach innen, damit die Fuß-*Taiyin*-(Milz-)Meridiantransmission auf der inneren Seite des rechten Beins aktiviert wird. Beugen Sie das linke Knie und verlagern Sie Ihr Gewicht darauf. Der linke Arm bleibt auf Schulterhöhe. Dabei ruhig ein- und ausatmen.

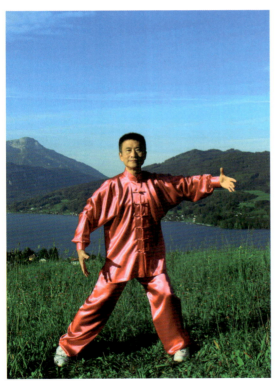

Distal-Übung

Heben Sie den rechten Arm vor dem Körper weiter nach links bis auf Schulterhöhe. Gleichzeitig drehen Sie den Körper und das Becken noch weiter nach links. Beide Arme bilden nun einen horizontalen Kreis, so als ob Sie einen großen Ball halten würden. Von vorne betrachtet halten Sie den Ball eher links vom Körper. Drehen Sie das rechte Bein noch etwas nach links (Gewicht bleibt auf dem linken Knie), damit die Meridiantransmission von Fuß-*Taiyin* (Milz) gestärkt wird. Dabei ruhig ein- und ausatmen.

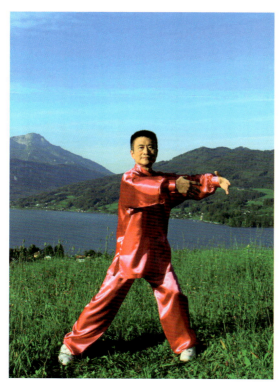

Distal-Übung

Führen Sie nun den rechten Arm sowie die rechte Hüfte wieder zurück, bis der Körper wieder gerade nach vorne gerichtet ist. Die Armstellung (mit dem gedachten Ball) bleibt erhalten. Ihre Knie sind weiterhin gebeugt und zeigen nach innen. Verlagern Sie den Oberkörper leicht nach vorne, sodass das Gewicht auf der Vorderseite der Oberschenkel, der Innenseite der Knie und den großen Zehen lastet. Damit wird der gesamte Verlauf der Fuß-*Taiyin*-(Milz-)Meridiantransmission gut aktiviert. Halten Sie Ihre Arme auf Schulterhöhe, die Handflächen zeigen zum Körper. Die Arme bleiben in runder Stellung. Dabei die Schulter locker lassen und ruhig ein- und ausatmen.

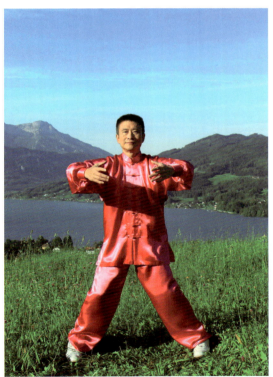

Distal-Übung

Strecken Sie die Beine und breiten Sie Ihre Arme seitlich aus. Schultern locker lassen, die Ellbogen sind leicht gebeugt. Strecken Sie Ihre Brust heraus und ziehen Sie gleichzeitig den Bauch ein. Dabei ruhig ein- und ausatmen.
Nun führen Sie die Übung seitenverkehrt aus:

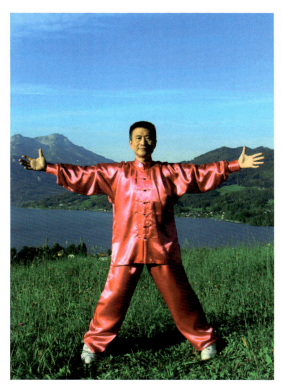

Distal-Übung

Beugen Sie den rechten Arm leicht. Senken Sie den linken Arm in Richtung Unterbauch, dort zeigt Ihre linke Handfläche nach rechts. Gleichzeitig drehen Sie den Körper und das Becken etwas nach rechts und bewegen Sie den linken Oberschenkel nach innen, damit die Meridiantransmission von Fuß-*Taiyin* (Milz) auf der Innenseite des linken Beins aktiviert wird. Beugen Sie das rechte Knie und verlagern Sie Ihr Gewicht darauf. Der rechte Arm bleibt auf Schulterhöhe. Dabei ruhig ein- und ausatmen.

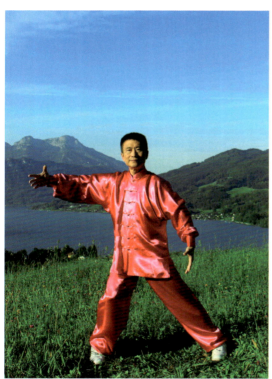

Distal-Übung

Heben Sie den linken Arm vor dem Körper weiter nach rechts bis auf Schulterhöhe. Gleichzeitig drehen Sie den Körper und das Becken noch mehr nach rechts. Beide Arme bilden nun einen horizontalen Kreis, so als ob Sie einen großen Ball halten würden. Von vorne betrachtet halten Sie den Ball eher rechts vom Körper. Drehen Sie das linke Bein noch etwas nach rechts (das Gewicht bleibt auf dem rechten Knie), damit die Meridiantransmission von Fuß-*Taiyin* (Milz) gestärkt wird. Dabei ruhig ein- und ausatmen.

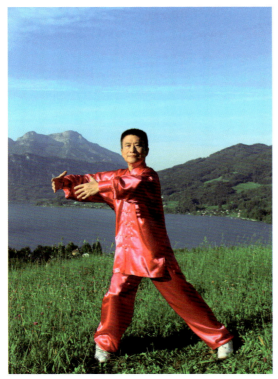

Distal-Übung

Nachdem Sie diese Aktivübung seitenverkehrt ausgeführt haben, bringen Sie beide Hände zum Unterbauch. Gleichzeitig gehen Sie stärker in die Knie und beugen diese mehr nach innen. Verlagern Sie den Oberkörper leicht nach vorne, sodass das Gewicht auf der Vorderseite der Oberschenkel, der Innenseite der Knie und den großen Zehen lastet. Damit wird der gesamte Verlauf der Meridiantransmission von Fuß-*Taiyin* (Milz) gut aktiviert. Dabei ruhig ein- und ausatmen. Verschränken Sie die Hände vor dem Unterbauch und legen Sie sie auf dem Unterbauch ab. Männer legen die rechte Hand auf die linke, Frauen umgekehrt. Atmen Sie tief ein und aus.

Wiederholen Sie diese Distal-Übung 5–10 Minuten lang, um die Meridiantransmission von Fuß-*Taiyin* (Milz) körperfern abwechselnd zu intensivieren.

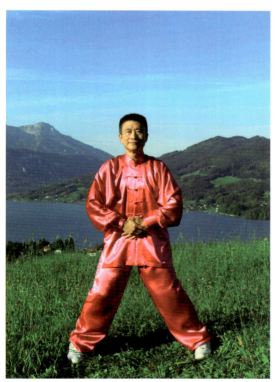

Distal-Übung

Anwendungsbereich

Die Übung für die distale Transmission des Fuß-*Taiyin*-(Milz-)Meridians wirkt sich positiv auf die Innenseite des Fußes, des Sprunggelenks, des Unterschenkels, des Knies und des Oberschenkels aus. Daher ist diese Übung gut geeignet bei Knöchelverstauchung, Knöchelgelenkversteifung, Bänderverletzung des Knöchelgelenks, Kniegelenk-Arthrose, Kniegelenkerguss, Sehnenverletzung des Kniegelenks, Kniegelenkdistorsion, Verletzung des Schneidermuskels (Musculus sartorius), Beschwerden in der Leistengegend, Venenschwäche, Krampfadern, Dermatitis varicosa[49], Vaginitis, Vaginalinfektionen etc. Kombiniert mit chinesischen Heilkräutern kann diese Übung außerdem den Heilungsprozess bei Depression des Milz-Qi[50] oder bei Kollaps des Milz-Qi[51] beschleunigen.

Hinweis: Um mit Meridian-Dao Yin-Übungen bei möglichst wenig Aufwand möglichst viel Erfolg erzielen zu können, müssen Sie zum richtigen Zeitpunkt und vor allem regelmäßig üben. Der günstigste Zeitpunkt ist kurz nach dem Aufstehen und kurz vor dem Zubettgehen. Weil unser Körper gleich nach dem Schlafen wieder erfrischt ist, wirken sich Meridian-Dao Yin-Übungen besonders gut auf das Meridian-System aus. Am Abend ist unser Körper durch den stressigen Alltag häufig durcheinandergeraten. Durch Meridian-Übungen wird das Zusammenspiel der seelischen, geistigen und organischen Aktivitäten wieder verbessert und der danach folgende Erholungsprozess während des Schlafes verstärkt.

---

49 Dermatitis varicosa ist eine durch örtliche Mangeldurchblutung ausgelöste ekzematisierte Dermatitis, die v.a. die Haut des distalen Unterschenkels befällt.

50 Depression des Milz-Qi ist ein krankhafter Zustand in der traditionellen chinesischen Medizin, der durch Essunlust, Fehlverdauung, funktionelle Dyspepsie, chronische Schmerzen oder ein Unwohlsein im oberen Bauchbereich, Blähung, Verstopfung etc. gekennzeichnet ist, ohne dass jedoch organische Ursachen gefunden werden können.

51 Kollaps des Milz-Qi ist ein krankhafter Zustand in der traditionellen chinesischen Medizin, der durch eine Unterfunktion und Schwäche des Milz-Qi gekennzeichnet ist und zu Mastdarm- und Gebärmutterprolaps (Vorfall), chronischer Diarrhoe (Durchfall) etc. führen kann.

Intensive Übung für die proximale Meridiantransmission

Sie stehen mit leicht gebeugten Knien und haben die Hände auf dem Unterbauch abgelegt. Verlagern Sie das Gewicht auf die linke Seite. Gleichzeitig beugen Sie das linke Knie und strecken das rechte Bein durch. Der rechte Oberschenkel dreht sich nach innen, damit die Fuß-*Taiyin*-(Milz-)Meridiantransmission auf der Innenseite des rechten Beins aktiviert wird. Dabei ruhig ein- und ausatmen.

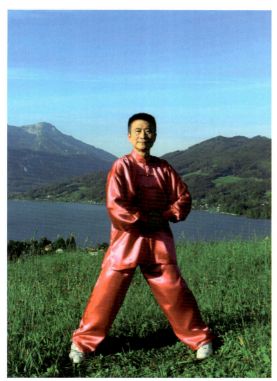

Proximal-Übung

Verstärken Sie die Wirkung dieser Übung, indem Sie den Körper und das Becken noch etwas nach links drehen. Beginnen Sie eine kreisförmige Massage-Bewegung mit Ihren Händen nach links hin zur Milz. Der rechte Oberschenkel dreht sich noch weiter nach innen, damit die Fuß-*Taiyin*-(Milz-)Meridiantransmission auf der Innenseite des rechten Beins noch mehr gefördert wird. Dabei ruhig ein- und ausatmen.

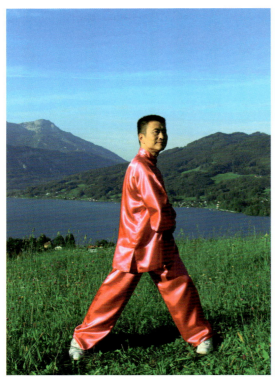

Proximal-Übung

Richten Sie sich langsam auf und drehen den Sie Körper nach rechts, bis Sie wieder nach vorne schauen. Gleichzeitig massieren Ihre Hände weiter hin zum Magenbereich. Dabei ruhig ein- und ausatmen.

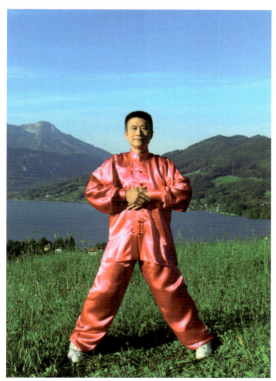

Proximal-Übung

Verlagern Sie das Gewicht auf die rechte Seite. Gleichzeitig beugen Sie das rechte Knie und strecken das linke Bein durch. Der linke Oberschenkel dreht sich nach innen, damit die Fuß-*Taiyin*-(Milz-)Meridiantransmission auf der inneren Seite des linken Beins aktiviert wird. Die kreisförmige Massagebewegung Ihrer Hände geht weiter nach rechts hin zur Leber. Dabei ruhig ein- und ausatmen.

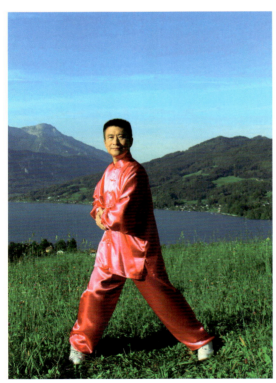

Proximal-Übung

Verstärken Sie die Wirkung dieser Übung, indem Sie den Körper und das Becken noch etwas nach rechts drehen. Die kreisförmige Massagebewegung Ihrer Hände geht nach links hin zum Unterbauch. Der linke Oberschenkel dreht sich noch weiter nach innen, damit die Fuß-*Taiyin*-(Milz-)Meridiantransmission auf der Innenseite des linken Beins noch mehr gefördert wird. Dabei ruhig ein- und ausatmen. Wiederholen Sie diese Proximal-Übung 5–10 Minuten lang, um die körpernahe Meridiantransmission von Fuß-*Taiyin* (Milz) abwechselnd auf beiden Seiten zu intensivieren.

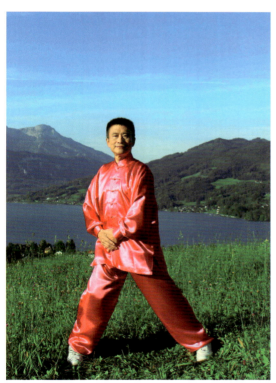

Proximal-Übung

Zum Schluss stehen Sie langsam auf und drehen den Körper nach links, bis Sie wieder nach vorne schauen. Die Hände bleiben für ein paar Minuten verschränkt vor dem Unterbauch, um die Übung abzuschließen. Dabei ruhig ein- und ausatmen.

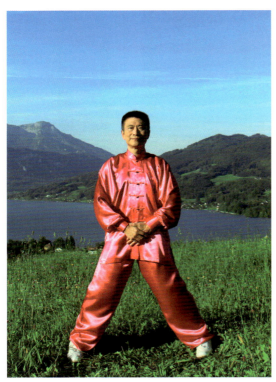

Schluss-Stellung

Anwendungsbereich

Mit dieser proximalen Übung wird die Fuß-*Taiyin*-(Milz-)Meridiantransmission im Bereich des inneren Oberschenkels und des Leistenbogens stark aktiviert. Dadurch werden die Aktivitäten des Lendengeflechts, des Kreuzbeingeflechts, des Solarplexus und des enterischen Nervensystems positiv verstärkt. Daher ist diese Übung gut geeignet für alle Beschwerden am Leistenbogen, bei Hodensackekzem, Hodensackentzündung, Krebs oder Myom der Gebärmutter, Entzündung des Gebärmutterhalses, Prostatopathie, Verstopfung, Blähungen, Erkrankung des Dünn- und Dickdarms etc.

Zusammen mit der distalen Übung wird der Heilungsprozess bei Insuffizienz des Milz-Qi[52] und dadurch hervorgerufenem Burnout-Syndrom, Abwehr-/Immunschwäche, Energielosigkeit und Erschöpfung etc. beschleunigt.

Hinweis: Durch diese Übung werden die psychosomatischen Vorgänge im Bereich des Unterbauchs und die Durchblutung im Verdauungstrakt stark gefördert. Dadurch wird die Energie gleichmäßig zwischen Körper, Organen und Zentren verteilt. Das kann dazu führen, dass man manchmal nach dem Üben angenehm müde ist. Das bedeutet nicht, dass man etwas falsch gemacht hat – im Gegenteil: Diese Müdigkeit zeigt genau die vielfältige Wirkung auf Körper, Organe und Zentren an.

---

52 Insuffizienz des Milz-Qi ist ein Syndrom in der traditionellen chinesischen Medizin, das sich in der Abnahme von Verdauungs- und Absorptionsfunktionen zeigt.

Spezielle Übungen zur Intensivierung der Hand-Jueyin-(Herzbeutel-)Meridiantransmission

Der Herzbeutel (Perikard) ist weder in der modernen noch in der traditionellen chinesischen Medizin ein Organ. Es ist sowohl in der Theorie als auch in der Klinik weit hergeholt, wenn er als solches betrachtet und mit dem Hand-*Jueyin*-Meridian verbunden wird. Auch hier gilt: Wichtig ist die Meridiantransmission und nicht der Name des dazugehörigen Organs. In der traditionellen chinesischen Medizin gibt es viele besonders wertvolle Inhalte, wie z.B. die Lehre der inneren Organe[53], die differenzierte Diagnose der inneren Organe[54] etc. Aber es gibt auch manche fälschlichen Annahmen, die auf Mangel an detailliertem medizinischem Wissen und praktischer Erfahrung beruhen. Unsere Aufgabe besteht nun darin, dieses Wissen mit Hilfe moderner medizinischer Erkenntnisse zu überprüfen und die wirkungsvollen Anwendungen zu übernehmen.

Alte Aufzeichnungen mit neuen Erkenntnissen erläutert

Im Werk »Kapitel 10: Meridian. Des Gelben Kaisers Klassiker für Klassische Akupunktur (Ling Shu Jing)« steht:

> *Der Hand-Jueyin-(Herzbeutel-)Meridian beginnt in der Mitte der Brust und zieht zunächst zu den Herzbeutelgefäßen, läuft dann abwärts zum Zwerchfell und verbindet sich mit dem Dreifach-Erwärmer. Sein Hauptzweig geht von der Mitte der Brust zur Achselhöhle, läuft mitten zwischen Hand-Taiyin-Meridian und Hand-Shaoyin-Meridian an der vorderen Seite des Armes entlang, zieht über Ellbogen und Handgelenk, erreicht zwischen zwei Sehnen den Mittelfinger und endet an dessen Spitze.*

---

53 Die traditionelle chinesische Medizin schenkt physiologischen und pathologischen Beziehungen zwischen den inneren Organen und den äußeren Strukturen besondere Aufmerksamkeit und betrachtet die äußeren Erscheinungen der Krankheiten als Spiegelung der physiologischen Funktionen und pathologischen Veränderungen der inneren Organe. Diese Zusammenhänge bilden auch die Grundlage für Beurteilung des allgemeinen Gesundheitszustands und für Diagnose und Behandlung von Erkrankungen.
54 Ein Diagnose, die auf pathologischen Veränderungen der inneren Organe und ihrer gegenseitigen Beziehungen beruht.

Vor mehr als 2000 Jahren hat die traditionelle chinesische Medizin schon guten Erfolg mit der Meridiantransmission erzielt. Das ist eine großartige medizinische Leistung. Allerdings müssen wir klar erkennen, dass diese Leistungen hauptsächlich auf den sinnlich erfahrbaren Kenntnissen beruhten. Neuroanatomische Erklärungen waren mit damals üblichen Erkenntnismethoden unmöglich. Daher ist es unsere Aufgabe, die Unklarheiten im Meridian-System aufzuklären, um seine Wirkung auf die Verbindung zwischen Körper, Organe und Zentren in der Medizin zu verstehen.

Aus neuroanatomischer Sicht bedeutet die Aussage »Der Hand-*Jueyin*-(Herzbeutel-)Meridian beginnt mitten auf der Brust und zieht zunächst zu den Herzbeutelgefäßen«, dass sich diese Meridiantransmission durch Th1 auf den Plexus cardiacus positiv auswirkt. Dadurch werden die Funktionen des Herzens, der Aorta, des Mediastinums (Bereich zwischen Brust und Lungen) etc. sehr günstig beeinflusst. Ob diese Meridiantransmission wirklich »dann abwärts zum Zwerchfell läuft und sich mit dem Dreifach-Erwärmer verbindet«, muss man mit den heutigen medizinisch-wissenschaftlichen Methoden erst eingehend untersuchen.

Die Hand-*Jueyin*-(Herzbeutel-)Meridiantransmission verläuft bidirektional, d.h. in zwei Richtungen. Das bedeutet, die Meridiantransmission kann von Zeigfinger, Mittelfinger und Ringfinger die innere Seite des Arms entlang bis in die Achselhöhle und die beiden Seiten des Brustkorbs (Pars sternocostalis) verlaufen oder umgekehrt. Darüber können die entsprechenden Körperteile wie z.B. Finger, Handgelenk, Achselhöhle und Rippen sowie Herz, Herzbeutel, Brustwand, Pleura (Lunge) etc. aktiviert und gefördert werden.

Der Mittelarmnerv (N. medianus), der innenseitige Hautnerv des Oberarms (N. cutaneus brachii medialis) und die Nervenanlage an der Achselarterie sind bei der Hand-*Jueyin*-(Herzbeutel-)Meridiantransmission beteiligt. Der N. medianus ist gemischt sensibel und motorisch. Er verläuft aus der Achselhöhle über die Innenseite des Oberarms und zieht dann unter dem Muskel des Unterarms (Musculus pronator teres) hindurch auf die Handflächenseite des Unterarms. Durch den Karpaltunnel zieht dieser Nerv auf die Handinnenfläche und innerviert einige der kurzen Fingermuskeln. Der N. medianus innerviert motorisch die Mehrheit der Beugemuskeln am Unterarm. Außerdem ist der N. medianus beim Menschen für die sensible Innervation der Handfläche vom Daumen bis zur Innenseite des Ringfingers zuständig.

Der innenseitige Hautnerv des Oberarms ist der kleinste Nerv des Armgeflechts (Plexus brachialis) und erhält Nervenfasern des 8. Hals- und ersten Brustnervs. Er zieht durch die Achsel und verläuft zur Mitte des Oberarms, bis er sich in der Haut des unteren Oberarmdrittels verzweigt.

Der Wirkungsmechanismus der Meridiantransmission hat uns gezeigt, wie man mit Meridian-Dao Yin die Harmonie zwischen Körper, Organen und Seele aktiv und optimal fördern kann. Zudem haben diese außergewöhnlichen Übungen auch Klarheit in einen bis jetzt unbekannten kognitiven Bereich gebracht. Das bedeutet, dass man durch Aktivierung des Meridian-Systems und Stärkung des Organ-Systems viele psychosomatische Vorgänge und innere Körperfunktionen erfahren kann. Der menschliche Körper wird oft als isoliertes Objekt und von außerhalb betrachtet. Dadurch erfahren wir zwar viel bis ins kleinste Detail, z. B. über Körperbau und seine Funktionen. Aber ganzheitlich gesehen wissen wir immer noch zu wenig über die wechselseitige Beziehung zwischen Psyche und Physis. Vor allem fehlen uns Informationen über die optimale Wechselwirkung zwischen unserem eigenen Bemühen und dem ganzheitlichen Wohlbefinden. Es ist daher die einzige wichtige kognitive Aufgabe, um die ganzheitliche und innerliche Aktivität unseres Lebens zu erreichen. Hier spielt Meridian-Dao Yin auch eine wichtige Rolle für die Weiterentwicklung der Psychologie und Psychosomatik.

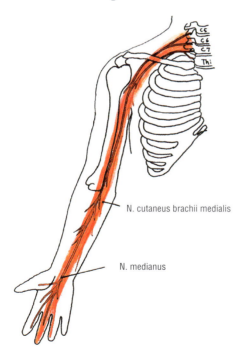

N. cutaneus brachii medialis

N. medianus

Hand-Jueyin-(Herzbeutel-)Meridiantransmission

Intensive Übung für die Hand-Jueyin-(Herzbeutel-) Meridiantransmission

Bogen-Übung

Stellen Sie Ihre Füße parallel in Schulterbreite und beugen Sie leicht Ihre Knie. Halten Sie den Oberkörper aufrecht. Lassen Sie das Becken nach vorne kippen, damit Sie den Unterbauch einziehen können. Legen Sie Ihre Handflächen vor dem Unterbauch bzw. dem Schambein übereinander (Männer die rechte Hand unterhalb, die linke Hand mit der Handfläche nach oben gewandt darüber und Frauen umgekehrt, d.h. linke Hand unterhalb, rechte Hand mit der Handfläche nach oben gewandt darüber). Die beiden Daumenspitzen berühren einander. Drehen Sie Ihre Ellbogen nach vorne, damit die Arme vor dem Körper eine vertikale Linie bilden. Atmen Sie ruhig ein und aus. Jetzt spüren Sie ein leichtes aktives Gefühl entlang der Innenseite der Oberarme. Das zeigt, dass die Meridiantransmission von Hand-*Jueyin* (Herzbeutel) schon in Bereitschaft ist und leicht aktiviert werden kann.

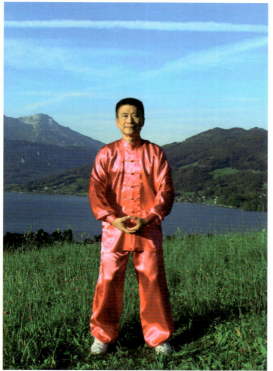

Bogen-Übung

Beugen Sie Ihre Knie jetzt noch ein wenig tiefer und lassen Sie das Becken weiter nach vorne gekippt. Gleichzeitig bewegen Sie Ihr Kreuz (Lendenwirbelsäule) so nach hinten, dass Oberschenkel, Hüfte und Lendenwirbelsäule wie in einem Bogen rückwärts gespannt sind. Dann führen Sie Oberschenkel und Hüfte langsam so weit nach vorne, bis Unterschenkel, Oberschenkel und Hüfte wie in einem Bogen vorwärts gespannt sind.

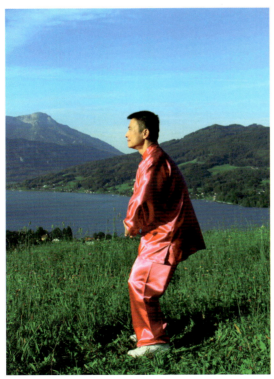

Bogen-Übung

Richten Sie sich langsam auf und bringen Sie Ihren Körper wieder in die Grundstellung zurück. Gleichzeitig mit der Hüftbewegung führen die Arme seitlich neben dem Körper eine kleine kreisförmige Bewegung von hinten nach vorne und wieder zurück durch.
Wiederholen Sie diese doppelte Bogen-Bewegung 5–10 Minuten lang.

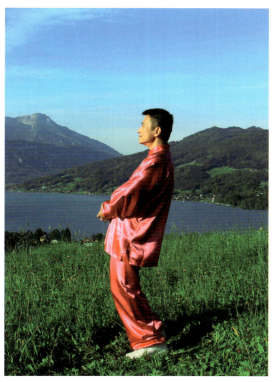

Bogen-Übung

Das Ziel des Meridian-Dao Yin liegt darin, die grundlegenden psychosomatischen Vorgänge unseres Lebens zu aktivieren und zu optimieren. Genau wie bei einem Hausbau muss zuerst die Basis gelegt werden. Die Grundstellung dient dazu, die Störungen der Biomechanik zu lösen und grundlegende Funktionen der Muskulatur zu stärken. Wie oben erwähnt, bezieht sich Biomechanik nicht nur auf die Kraft der Muskeln, sondern viel wichtiger auf die Zusammenarbeit der verschiedenen motorischen Zentren. Die Muskelbewegungen werden in verschiedenen Regionen des Großhirns aufeinander abgestimmt und reguliert. Das primäre motorische Zentrum (extrapyramidales System) steuert die groben und einfachen Bewegungen. Hingegen ist das sekundäre motorische Zentrum (pyramidales System) für feine und komplizierte Bewegungen verantwortlich. Wenn beide koordiniert zusammenarbeiten, dann befindet sich der Körper im biomechanischen Gleichgewicht. Mit dieser Übung kann man einen bestimmten Körperteil wie etwa die Lendenwirbelsäule, Becken oder Hüfte durch einfache, aber feine Bewegungen gezielt aktivieren und gleichzeitig die Wechselwirkung zwischen den pyramidalen und extrapyramidalen Systemen koordiniert fördern. Das Kreuz, also medizinisch die Lumbosakralgegend, ist sowohl das Bewegungszentrum als auch der am stärksten belastete Körperteil unseres Rumpfes. Viele Organe in der Bauchhöhle stehen in engem Zusammenhang mit diesem wichtigen Körperteil. Deswegen wird die Lumbosakralgegend in der traditionellen chinesischen Medizin als »Residenz der Nieren[55]« bezeichnet. Durch falsche Lebensweise, Fehlhaltung und Bürotätigkeit sowie Bewegungsmangel ist leider die Aktivität und Beweglichkeit der Lumbosakralgegend sehr geschwächt worden. Das verursacht viele Krankheiten und Beschwerden wie etwa Wirbelsäulen- und Hüftstörungen, Darmprobleme oder Beschwerden der Prostata oder der weiblichen Geschlechtsorgane.

---

55 In der traditionellen chinesischen Medizin ist unter Niere nicht das anatomische Organ zu verstehen. Im Unterschied zur Schulmedizin sieht man in der TCM in der Niere eine funktionelle Einheit, die die Funktionen des Wachstums und der Entwicklung von Gehirn, Rückenmark, Knochenmark und Knochen, des Hormonsystems sowie der Ausscheidung von Urin und Stuhl umfasst. Die Niere ist das wichtigste Organ für die Regulation des Wasser- und Energiestoffwechsels.

Intensive Übung für die distale Meridiantransmission

Lösen Sie die Hände vor dem Unterbauch voneinander und breiten Sie Ihre Arme weit auseinander. Die Ellbogen immer nach vorne gerichtet lassen (auf die vertikale Linie achten!), damit die Meridiantransmission von Hand-*Jueyin* (Herzbeutel) aktiviert bleibt. Führen Sie Ihre Arme seitlich nach oben bis auf Schulterhöhe. Die Handflächen zeigen dabei zum Boden. Dabei atmen Sie ruhig ein und aus. Sie befinden sich in einer geraden, senkrechten Körperhaltung. Strecken Sie Ihre Arme seitlich neben dem Körper aus. Jetzt spüren Sie auf der Innenseite beider Arme ein ziehendes Gefühl und Wärme. Das bedeutet, dass die Hand-*Jueyin*-(Herzbeutel-)Meridiantransmission leicht aktiviert wurde.

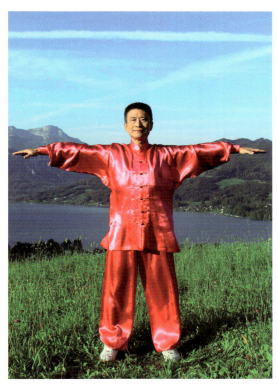

Distal-Übung

Stellen Sie die Fingerspitzen auf und lassen Sie die Handflächen nach außen schauen. Schultern locker lassen und die Arme ganz durchstrecken. Dabei atmen Sie ruhig ein und aus. Jetzt spüren Sie deutlich ein ziehendes, ausgedehntes und warmes Gefühl an der Innenseite der Oberarme und Unterarme sowie der Handflächen, dort vor allem in den Mittelfingern. Die Arme und Hände fühlen sich größer und schwerer an. Das bedeutet, dass die Meridiantransmission von Hand-*Jueyin* (Herzbeutel) intensiviert wurde. Sie können jetzt Ihre Arme einige Sekunden ganz durchstrecken und anschließend einige Sekunden locker lassen. Dann wieder durchstrecken, damit die Intensität der Transmission bestehen bleibt und weiterhin auf die Hand-*Jueyin*-Meridiantransmission und die dazugehörigen Organen wirkt.

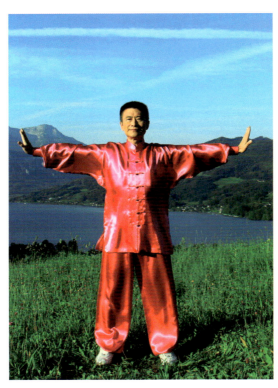

Distal-Übung

Drehen Sie Ihre durchgestreckten Arme mit den ausgestreckten Fingern langsam nach hinten, bis die Finger nach hinten zeigen. Lassen Sie die Schultern locker und ziehen Sie die Schulterblätter zurück, sodass sich der Brustkorb weitet. Drehen Sie die Handflächen möglichst weit nach hinten (bis ca. 90 Grad zum Arm) und gleichzeitig strecken Sie die Arme ganz durch, um die Meridiantransmission von Hand-*Jueyin* (Herzbeutel) maximal zu aktivieren. Dabei atmen Sie ruhig ein und aus. Die Arme sollten wechselseitig ganz durchgestreckt, dann wieder etwas gelockert werden, damit die Meridiantransmission optimal gefördert wird.

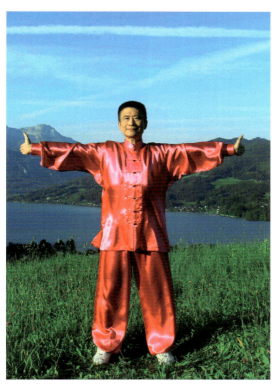

Distal-Übung

Drehen Sie Ihre Arme in der durchgestreckten Haltung langsam weiter nach unten, bis die Finger nach unten zeigen. Nehmen Sie die Schultern noch weiter zurück und gleichzeitig ziehen Sie den Unterbauch ein, damit die Brust noch weiter geöffnet wird. Das ist eine sehr wichtige Körperhaltung: Das Zwerchfell wird dadurch erhöht, wodurch die Durchblutung in der Brusthöhle für Lungen und Herz verbessert wird. Strecken Sie jetzt Ihre Arme nicht ganz durch – finden Sie für sich eine angemessene und harmonisierte Anspannung für Hände, Arme und Brust. Dadurch werden diese drei Körperteile gleichmäßig aktiviert. Dabei atmen Sie ruhig ein und aus. Jetzt können Sie das aktive Gefühl der Meridiantransmission von Hand-*Jueyin* (Herzbeutel) vom Mittelfinger über die Arme bis in die Brusthöhle deutlich spüren.

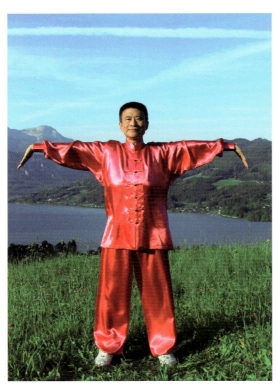

Distal-Übung

Drehen Sie Ihre Arme in die Gegenrichtung zurück, bis die Fingerspitzen nach vorne zeigen. Nun können Sie das aktive Gefühl der Meridiantransmission von Hand-*Jueyin* (Herzbeutel) deutlich spüren, vor allem im Schulter- und Oberarmbereich. Dabei atmen Sie ruhig ein und aus. Dann drehen Sie Ihre Arme wieder zurück, bis die Fingerspitzen nach unten zeigen. Wiederholen Sie diese Distal-Übung 5–10 Minuten lang, um die körperferne Meridiantransmission von Hand-*Jueyin* (Herzbeutel) zu intensivieren.

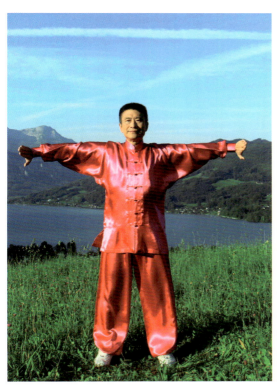

Distal-Übung

Anwendungsbereich

Durch die oben beschriebene distale Übung wird die sensomotorische Übertragung des Hand-*Jueyin*-(Herzbeutel-)Meridians intensiv aktiviert und positiv beeinflusst, vor allem auf der ventralen Seite des Arms, wo N. medianus und N. musculocutaneus innerviert sind. So können Beschwerden wie z. B. Verletzungen der Beugemuskeln an Ober- und Unterarm, Karpaltunnelsyndrom sowie Schwurhand bei Beschädigung des N. medianus verbessert oder geheilt werden. Da die Fasern des N. medianus aus den Segmenten C6 bis Th1 bestehen, wirkt sich die Hand-*Jueyin*-(Herzbeutel-)Meridiantransmission über Th1 auf den Plexus cardiacus positiv aus und beeinflusst darüber die Funktion des Herzens überaus günstig.

Außerdem hat diese Übung eine belebende Wirkung auf das zentrale Nervensystem. Wenn Sie regelmäßig üben, werden Sie sofort nach dem Üben eine Steigerung Ihrer Konzentrationsfähigkeit und Ihrer seelischen Kraft bemerken. Allerdings ist dafür regelmäßiges Üben Voraussetzung: Übung macht auch hier den Meister. Es ist sehr empfehlenswert, dass Sie diese Übungen im Freien, in der schönen Natur ausführen. Üben Sie zum Beispiel im Urlaub oder während des Wanderns, dann erholen Sie sich optimal.

Intensive Übung für die proximale Meridiantransmission

Sie stehen mit ausgestreckten Armen, die ca. in 45 Grad nach oben zeigen. Die Handflächen zeigen nach unten, stehen waagrecht zum Boden. Ziehen Sie Ihre Arme wie Flügel zum Körper heran und beugen sie Gleichzeitig lassen Sie die Finger wieder fallen. Nehmen Sie Ihre Schulter zurück und öffnen Sie Ihre Brust so weit wie möglich, damit die Brusthöhle geweitet wird und die Durchblutung und Funktion der Organe in der Brusthöhle, darunter Herz und Herzbeutel, intensiviert werden können. Dabei atmen Sie ruhig ein und aus.

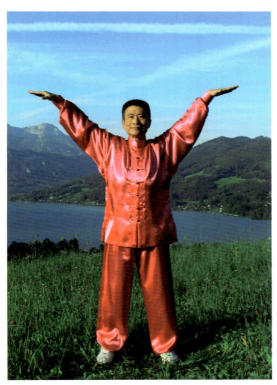

Proximal-Übung

Ziehen Sie jetzt Ihre Arme noch näher zum Körper heran. Stellen Sie Ihre Hände wieder auf, damit die Finger nach oben zeigen und Handflächen nach außen schauen. Schulter locker und Brust offen lassen. Nun können Sie immer noch ein leichtes aktives Gefühl der Meridiantransmission von Hand-*Jueyin* (Herzbeutel) in den Händen und Handflächen spüren. Dabei atmen Sie ruhig ein und aus.

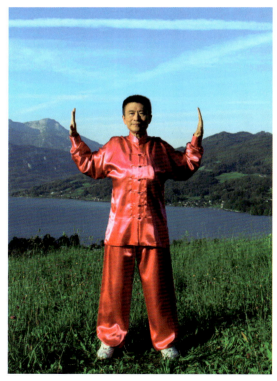

Proximal-Übung

Drücken Sie Ihre Hände mit Anspannung diagonal nach außen und unten, bis die Arme etwa auf Gürtelhöhe in 45 Grad vom Körper stehen. Strecken Sie Ihre Arme mit aufgestellten Handflächen durch, damit die Meridiantransmission von Hand-*Jueyin* (Herzbeutel) voll aktiviert wird. Dann die Arme mit aufgestellten Fingern nach oben bis zur Schulterhöhe anheben. Wiederholen Sie diese Proximal-Übung 5–10 Minuten lang, um die körpernahe Meridiantransmission von Hand-*Jueyin* (Herzbeutel) zu intensivieren.

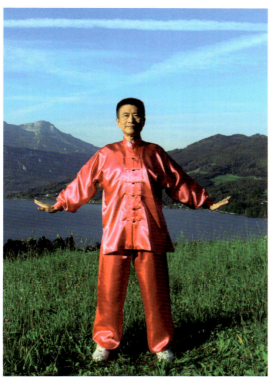

Proximal-Übung

Zum Schluss heben Sie langsam die Arme bis in Schulterhöhe und lassen die Hände locker fallen. Die Handflächen zeigen nach unten, damit schließen Sie die Aktivität der Meridiantransmission vom Hand-*Jueyin* (Herzbeutel) ab. Jetzt drehen Sie die Hände um, damit die Handflächen nach oben zeigen. Führen Sie beide Arme über dem Kopf zusammen, bis die Finger beider Hände einander berühren. Die Ellbogen sind gebeugt und zeigen bewusst, nach hinten damit die Achselhöhlen geöffnet werden. Dabei ruhig ein- und ausatmen.

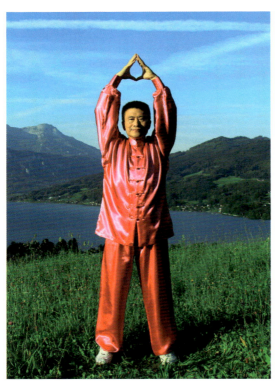

Proximal-Übung

Bringen Sie die geschlossenen Hände langsam vor dem Körper nach unten, um die Übung abzuschließen. Auf der Höhe des Unterbauchs lösen Sie die Finger voneinander und beide Hände machen eine kreisförmige Bewegung vor dem Körper. Abschließend legen Sie beide Hände für ein paar Minuten auf den Unterbauch, die Daumen ineinander verschränkt. Männer legen die rechte Hand oberhalb der linken, Frauen umgekehrt. Dabei entspannen Sie sich und atmen ruhig ein und aus.

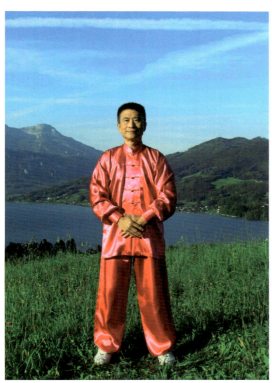

Schluss-Stellung

Anwendungsbereich

Die proximale Übung für die Hand-*Jueyin*-(Herzbeutel-)Meridian-transmission wirkt besonders gut auf Achselgegend und Schultergelenk. Durch diese Übung werden vor allem Nervus axillaris, die Nervenanlage an der Achselarterie und die Achseldrüsen gefördert und sensomotorische Impulse hervorgerufen.

Einsatzmöglichkeiten sind Verletzungen des Nervus axillaris, Durchblutungsstörung der oberen Extremität, Schmerz oder Lymphadenitis in der Achselgegend, Schmerz in den oberen Rippenknorpeln, Rippenprellung, Gürtelrose, Brustschmerz, Übelkeit, Magenbeschwerden, Schultergicht, Schultergelenkverwachsung, Schultergelenksentzündung, Entzündung der Supraspinatussehne, Schultersteife etc.

Außerdem hat diese proximale Übung positive Auswirkungen auf die Hirndurchblutung. Da die Nervenanlage an der Achselarterie aktiviert ist, wird auch die damit in Verbindung stehende Unterschlüsselbeinarterie positiv beeinflusst. Von ihr gehen einige Arterien zum Kopf- und Halsbereich ab. Daher liefert die Unterschlüsselbeinarterie nicht nur die gesamte Blutversorgung des Armes, sondern versorgt auch reichlich den Kopf- und Halsbereich.

Es ist sehr empfehlenswert, die distale und proximale Übung gemeinsam und regelmäßig zu machen, wenn man z. B. unter Vergesslichkeit, Konzentrationsstörungen oder mangelnder Leistungsfähigkeit leidet, aber auch nach Hirnverletzung, bei mangelnder Hirndurchblutung, Arterienverkalkung, Alzheimer-Erkrankung usw.

Spezielle Übungen zur Intensivierung der Fuß-Jueyin-(Leber-)Meridiantransmission

Alte Aufzeichnungen mit neuen Erkenntnissen erläutert

Im Werk »Kapitel 10: Meridian. Des Gelben Kaisers Klassiker für Klassische Akupunktur (Ling Shu Jing)« ist zu lesen:

Der Leber-Fuß-Jueyin-Meridian beginnt an der Innenseite der Großzehe und verläuft entlang des Fußrückens, zieht vor dem inneren Knöchel aufwärts vorbei und kreuzt den Fuß-Jueyin-(Leber-)Meridian am Punkt Shan Yin Jiao (6. Punkt des Fuß-Jueyin-(Milz-)Meridians). Er zieht an der Innenseite des Unter- und Oberschenkels bis zur Leiste und umkreist die Genitalien. Er geht dann weiter zum Unterbauch und von beiden Seiten des Magens hinauf, erreicht die Leber und verbindet sich mit der Gallenblase. Er durchbricht das Zwerchfell und verteilt sich an den Rippen. Der weitere Verlauf geht hinter dem Kehlkopf und Rachen nach oben zum Hals und zu den Augen. Dann zieht er über die Stirn bis zum Gehirn. Zum Schluss verbindet er sich am Punkt Bai Hui mit dem 19. Punkt des Du-Meridians. Eine andere Abzweigung läuft vom Augengefäßsystem zur Wange und weiter zu den Lippen.

Eine weitere Abzweigung läuft von der Leber durch das Zwerchfell zu den Lungen.

Bei der Fuß-*Jueyin*-(Leber-)Meridiantransmission gibt es einen engen Zusammenhang mit vielen Nervenfasern und Verschaltungen, darunter dem »verborgenen Nerv« (N. saphenus), N. ilioinguinalis, N. genitofemoralis, N. obturator, dem Lendennervengeflecht (Plexus lumbosacralis), dem Kreuzbeinnervengeflecht (Plexus sacralis), N. vagus etc.

N. saphenus entspringt am Oberschenkel aus dem Oberschenkelnerv (Nervus femoralis), zieht gemeinsam mit der Oberschenkelarterie (Arteria femoralis) an der Innenseite des Oberschenkels entlang, tritt dort an die Oberfläche und versorgt die Oberschenkel- und Unterschenkelinnenseite sensibel (mit Empfindungen).

»Der Leber-Fuß-Jueyin-Meridian beginnt an der Innenseite der Großzehe und verläuft entlang des Fußrückens, zieht vor dem inneren Knöchel aufwärts vorbei ... Er zieht an der Innenseite des Unter- und Oberschenkels bis zur Leiste.« – Diese Beschreibung über den Verlauf des

Leber-Fuß-*Jueyin*-Meridians stimmt mit der Innervation des N. saphenus überein, denn die Meridiantransmission von der Innenseite der Füße bis zur Leiste wird hauptsächlich durch N. saphenus weitergeleitet.

N. ilioinguinalis ist ein gemischter Nerv aus der ersten Lumbalwurzel und versorgt zusammen mit dem ersten Nerv des Lendenteils (N. iliohypogastricus) die Muskeln der Leistengegend und der Innenseite des Oberschenkels. Sein Verlauf vom »Oberschenkel bis zu der Leiste und umkreist die Genitalien« ist also mit modernen neuroanatomischen Erkenntnissen belegt.

Das Lendennervengeflecht wird von den Ästen (Rami) der Nervenwurzeln der Segmente Ll bis L3 gebildet und enthält Anteile von Thl2 und L4. Das Kreuzbeinnervengeflecht wird von Ästen der Nervenwurzeln der

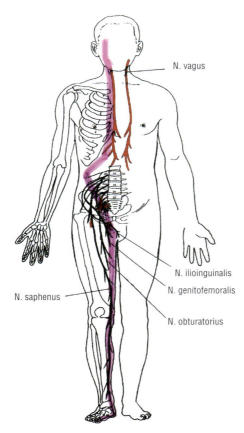

N. vagus

N. ilioinguinalis

N. genitofemoralis

N. saphenus

N. obturatorius

Fuß-Jueyin-(Leber-)Meridiantransmission

Segmente L5 bis S3 gebildet und enthält Anteile von L4 und S4. Gemeinsam mit dem Lendennervengeflecht bildet das Kreuzbeinnervengeflecht die Nerven des Beckens und der Beine. Daher werden beide zum Plexus lumbosacralis zusammengefasst. Plexus lumbosacralis ist die wichtigste nervliche Verbindung für die sensomotorische Übertragung von den unteren Extremitäten zu den Organen. Die Verlaufsbeschreibung »Er geht dann weiter zum Unterbauch« ist durch den Plexus lumbosacralis repräsentiert.

N. vagus ist der längste Nerv des Parasympathikus. Er ist an der Regulation der Tätigkeit vieler Organe wie z. B. Magen, Darm, Gallenblase, Leber, Lunge und Herz beteiligt, aber auch für die motorische Steuerung von Kehlkopf, Rachen und der oberen Speiseröhre zuständig. Die Beschreibung über den weiteren Verlauf von »beiden Seiten des Magens hinauf, erreicht die Leber und verbindet sich mit der Gallenblase ... Der weitere Verlauf geht hinter dem Kehlkopf und Rachen nach oben zum Hals und zu den Augen. Dann zieht er über die Stirn bis zum Gehirn« ist mit dem Verlauf und der vegetativen Funktion des N. vagus bestätigt.

Es ist unbedingt notwendig, dieses alte medizinische Wissen über Meridiane genauer zu erklären. Die chinesischen Mediziner haben vor 3000 Jahren einen guten Anfang zur Erforschung des Meridiansystemwesens gelegt und viele sinnlich erfahrbare Erkenntnisse niedergeschrieben. Wir müssen jetzt die nächste Stufe erreichen: Von der sinnlichen Wahrnehmung zu neuen Erkenntnissen der medizinischen Wissenschaft. Beides zusammen bringt uns Klarheit und Weisheit.

Intensive Übung für die Fuß-Jueyin-(Leber-) Meridiantransmission

Stellen Sie die Füße parallel etwa eineinhalb Schulterbreiten weit auseinander. Gehen Sie in die Knie und verlagern Sie den Oberkörper leicht nach vorne, sodass das Gewicht auf dem vorderen Teil der Oberschenkel, den Innenseiten der Knie und den großen Zehen lastet, um den ganzen Verlauf der Fuß-*Taiyin*-(Milz-)Meridiantransmission sanft zu aktivieren. Diese Haltung ist die bedeutendste in der Grundstellung für die Fuß-*Jueyin*-(Leber-)Meridiantransmission. Lassen Sie das Becken möglichst nach vorne kippen und ziehen Sie den Unterbauch ein, damit der Teil des Körpers zwischen der Lendenwirbelsäule und der Hüfte stimuliert wird. Dies ist auch eine sehr wichtige Übungstechnik für die Weiterleitung der Meridiantransmission. Legen Sie Ihre Hände vor dem Unterbauch aufeinander; die Handflächen zeigen nach oben (Männer haben die linke Hand über der rechten, Frauen umgekehrt). Die Ellenbogen sind nach vorne gedreht. Dabei ruhig ein- und ausatmen.

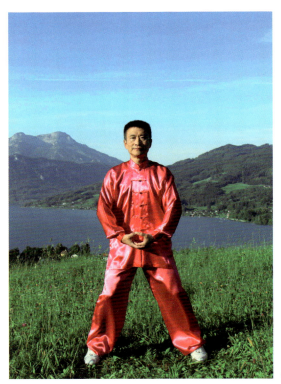

Bogen-Übung

Beugen Sie Ihre Knie jetzt noch etwas tiefer und lassen Sie das Becken noch weiter nach vorne kippen. Gleichzeitig bewegen Sie Ihre Lendenwirbelsäule so nach hinten, dass Oberschenkel, Hüfte und Lendenwirbelsäule wie in einem Bogen rückwärts gespannt sind. Dann führen Sie Oberschenkel und Hüfte langsam so weit nach vorne, bis Unterschenkel, Oberschenkel und Hüfte wie in einem Bogen vorwärts gespannt sind.

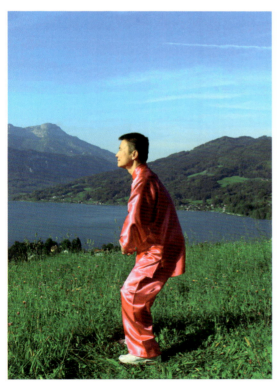

Bogen-Übung

Dann richten Sie sich langsam auf und bringen Ihren Körper wieder in die Grundstellung zurück. Gleichzeitig mit der Hüftbewegung führen Sie die Arme seitlich neben dem Körper in einer kleinen kreisförmigen Bewegung von hinten nach vorne und wieder zurück. Atmen Sie ruhig ein und aus.

Wiederholen Sie diese doppelte Bogen-Bewegung 5–10 Minuten lang.

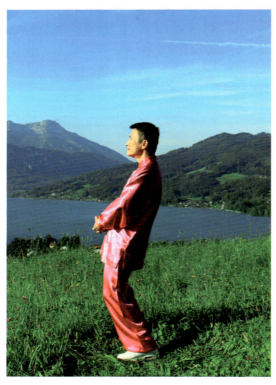

Bogen-Übung

Intensive Übung für die distale Meridiantransmission

Verändern Sie die Stellung der Hände, indem Sie die Finger lösen und die Hände überkreuzt zum Unterbauch drehen, wobei die Handflächen zum Körper schauen. Beugen Sie leicht die Knie und drücken Sie Ihre Zehen fest in den Boden. Dabei ruhig ein- und ausatmen.

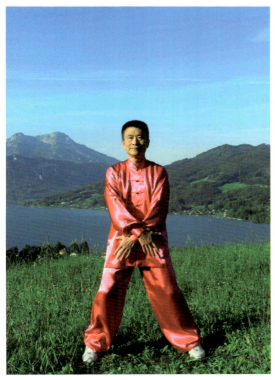

Distal-Übung

Heben Sie Ihre gekreuzten Hände vor dem Körper über den Kopf. Bewegen Sie die Schulterblätter zueinander, indem Sie die Ellenbogen nach hinten drücken. Ziehen Sie Ihre Arme mit innerer Kraft (ohne Bewegung, nur durch Dehnung) nach oben. Gleichzeitig strecken Sie Knie und Körper ganz durch, bis sich ein Gefühl des Fließens von den Zehen bis zu den Fingerspitzen einstellt. Dabei ruhig ein- und ausatmen.

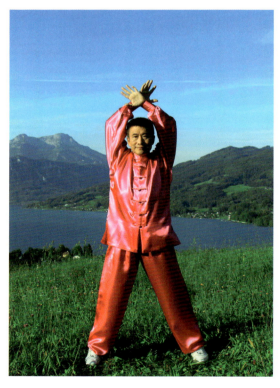

Distal-Übung

Verlagern Sie das Gewicht auf den rechten Fuß und beugen Sie das rechte Knie. Strecken Sie bei aufrechtem Oberkörper das linke Bein durch, nun ist die Fuß-*Jueyin*-Meridiantransmission an der Innenseite des gestreckten Beines aktiv und spürbar. Dehnen Sie gleichzeitig die gekreuzten Hände mit innerer Kraft in den Unterarmen und gerundeten Ellenbeugen nach oben. Jetzt ist an den Innenseiten beider Arme ein aktives Gefühl spürbar und das bedeutet, dass die Hand-*Jueyin*-(Herzbeutel-)Meridiantransmission stimuliert ist. Öffnen Sie den Brustkorb und atmen Sie ruhig ein und aus.

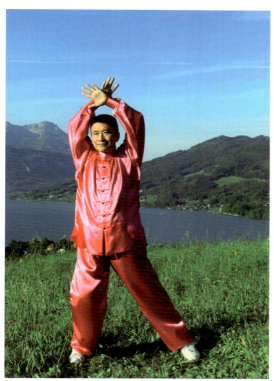

Distal-Übung

In der gleichen Haltung wie vorher beschrieben drehen Sie den Oberkörper um 45 Grad nach rechts. Achten Sie darauf, dass der rechte
Unterschenkel senkrecht zum Boden bleibt, während Sie das rechte
Knie mit innerer Kraft nach außen drücken, damit die Meridiantransmission von Fuß-*Jueyin* (Leber) besonders im rechten Kniebereich
aktiviert wird. Gleichzeitig drehen Sie das linke, gestreckte Bein bewusst nach innen, um die Meridiantransmission zu intensivieren.
Atmen Sie ruhig ein und aus.

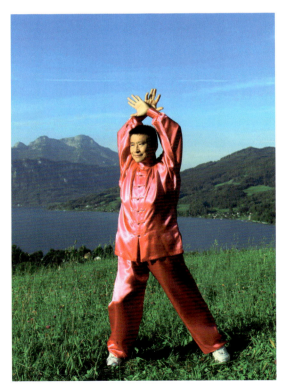

Distal-Übung

Mit nach wie vor gekreuzten Händen verlagern Sie das Gewicht nun auf das linke Bein. Beugen Sie das linke Knie und strecken Sie das rechte Bein. Achten Sie darauf, das Becken bewusst zu kippen. Der Oberkörper behält seine 45-Grad-Rechtsdrehung. Atmen Sie ruhig ein und aus.

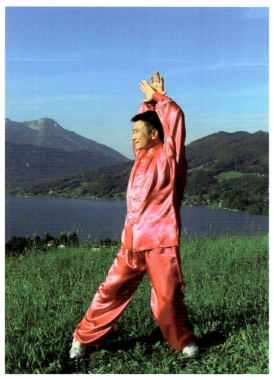

Distal-Übung

Jetzt erst drehen Sie den Oberkörper wieder nach vorne. Belasten Sie den linken Fuß und beugen Sie das linke Knie, während das rechte Bein bewusst gestreckt wird. Dadurch wird die Fuß-*Jueyin*-(Leber-) Meridiantransmission aktiviert. Dehnen Sie gleichzeitig die gekreuzten Hände mit innerer Kraft (durch Dehnung) in den Unterarmen und gerundeten Ellenbeugen nach oben. Jetzt ist an den Innenseiten beider Arme ein aktives Gefühl spürbar und das bedeutet, dass die Hand-*Jueyin*-(Herzbeutel-)Meridiantransmission ebenfalls stimuliert ist. Atmen Sie dabei ruhig ein und aus.

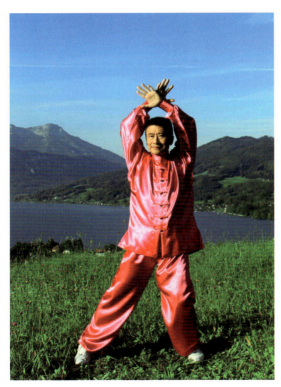

Distal-Übung

In der gleichen Haltung wie vorher beschrieben drehen Sie den Oberkörper um 45 Grad nach links. Achten Sie darauf, dass der linke Unterschenkel senkrecht zum Boden bleibt, während Sie das linke Knie mit innerer Kraft nach außen drücken, damit die Fuß-*Jueyin*-Meridiantransmission besonders im linken Kniebereich aktiviert wird. Gleichzeitig drehen Sie das rechte, gestreckte Bein bewusst nach innen, damit die Meridiantransmission von Fuß-*Jueyin* (Leber) intensiviert wird. Atmen Sie ruhig ein und aus.

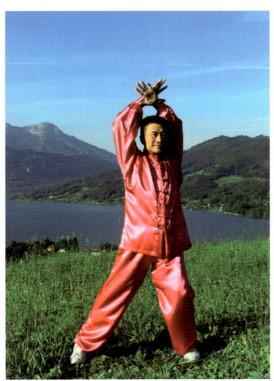

Distal-Übung

Mit nach wie vor gekreuzten Händen verlagern Sie das Gewicht nun auf das rechte Bein. Beugen Sie das rechte Knie und strecken Sie das linke Bein. Achten Sie darauf, das Becken bewusst zu kippen. Der Oberkörper behält seine 45-Grad-Linksdrehung. Atmen Sie ruhig ein und aus.

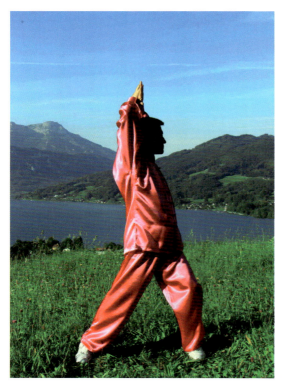

Distal-Übung

Jetzt erst drehen Sie den Oberkörper wieder nach vorne. Belasten Sie den rechten Fuß und beugen Sie das rechte Knie, während das linke Bein bewusst gestreckt wird. Dadurch wird die Fuß-*Jueyin*-(Leber-) Meridiantransmission aktiviert. Dehnen Sie gleichzeitig die gekreuzten Hände mit innerer Kraft in den Unterarmen und gerundeten Ellenbeugen nach oben. Jetzt ist an den Innenseiten beider Arme ein aktives Gefühl spürbar und das bedeutet, dass die Hand-*Jueyin*-(Herzbeutel-) Meridiantransmission stimuliert ist. Atmen Sie dabei ruhig ein und aus.

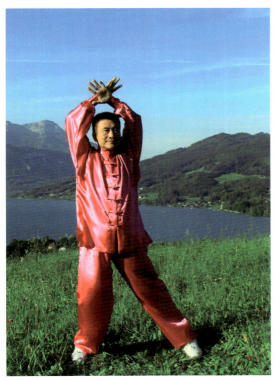

Distal-Übung

Jetzt richten Sie sich wieder auf und verteilen das Gewicht wieder
auf beide Beine. Drücken Sie den Ellenbogen nach hinten, damit der
Brustkorb geöffnet wird. Bleiben Sie in dieser Haltung einige Minuten
entspannt stehen und atmen Sie ruhig ein und aus.
Wiederholen Sie diese Distal-Übung 5–10 Minuten lang, um die
körperferne Fuß-*Jueyin*-(Leber-)Meridiantransmission abwechselnd
zu intensivieren.

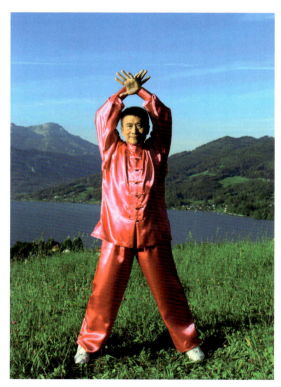

Distal-Übung

Anwendungsbereich

Wenn psychosomatische Beschwerden auftreten, muss man die Ursachen eingehend untersuchen. Die obige distale Übung für die Transmission des Fuß-*Jueyin*-(Leber-)Meridians wirkt im Allgemeinen sehr gut bei psychosomatischen Beschwerden von Beinen und Becken sowie der Hüftengegend, etwa bei Krampfadern auf der Innenseite der Beine.

Oberflächlich betrachtet ist eine Schwäche der Venenwände und -klappen als überwiegende Ursache für ein primäres Krampfadernleiden erblich bedingt. Allerdings spielt auch die psychosomatisch bedingte Funktionsstörung der Venen (somatischer Anteil) und der dafür zuständigen Nervenversorgung (psychischer Anteil) eine entscheidende Rolle. Denn Bewegungsmangel und überwiegend stehende oder sitzende Tätigkeit führen zu einer geringen Zusammenarbeit zwischen Muskulatur, Venen und entsprechender Innervation. Im diesen Fall wirkt die Schwerkraft dem Rückfluss des Blutes zum Herzen entgegen und begünstigt die Krampfaderbildung. Verstärkt wird dies dadurch, dass die Nervenversorgung der Muskulatur sowie Venen und Arterien in den unteren Extremitäten immer inaktiver werden. Das wirkt sich negativ auf die Elastizität der Venenwände aus.

Durch die sensomotorischen Impulse der obigen Übung bzw. die distale Meridiantransmission wird die Wechselwirkung zwischen Muskulatur, Venen, Gewebe und den entsprechenden Nerven wesentlich gefördert. Daher ist diese Übung gut bei folgenden Beschwerden geeignet: venöse Thrombose, Wadenkrampf, Meniskusverletzung, traumatische Arthritis des Kniegelenks, Kniegicht, Sehnenzerrung, Verletzung der Kniescheibe, Quadrizepsatrophie und -verletzung, Beckenentzündung, Abnützung der Lendenwirbelsäule, Rückenmarksklerose, Osteoarthritis der Wirbelsäule etc.

Intensive Übung für die proximale Meridiantransmission

Sie stehen mit gekreuzten Händen über dem Kopf. Lösen Sie die gekreuzten Hände, wobei die Handflächen nach vorne schauen. Führen
Sie sie mit den Handflächen nach unten seitlich hinunter und legen Sie
sie in Leberhöhe aufeinander. Die Daumen berühren einander. Männer legen die linke Hand über die rechte, Frauen umgekehrt. Drehen
Sie die Ellenbogen nach vorne, damit die Unterarme eine Gerade bilden
können. Atmen Sie ruhig ein und aus.

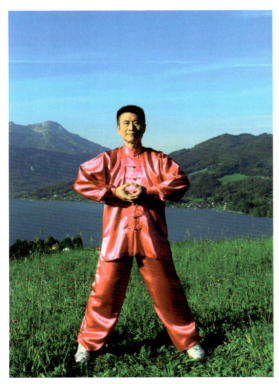

Proximal-Übung

Ziehen Sie beide Arme seitlich auseinander. Dann ziehen Sie den rechten Arm etwas nach hinten und drehen Sie die rechte Hand weiter, sodass die Handfläche zuerst zum Körper und dann nach unten zeigt. Bewegen Sie die Hüfte etwas nach links. Dabei ruhig ein- und ausatmen.

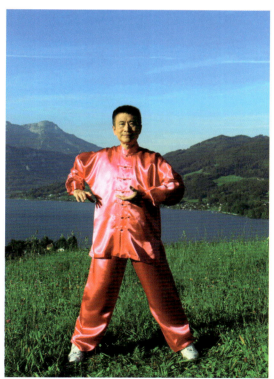

Proximal-Übung

Bilden Sie mit dem Daumen und dem Zeigefinger der rechten Hand ein Tigermaul (»L«-Form vor dem Körper). Richten Sie das Tigermaul zum Körper und führen Sie es an der rechten Körperseite entlang nach unten. Der Daumen zeigt nach hinten, die anderen Finger nach vorne. Gleichzeitig mit dieser Handbewegung drehen Sie die Hüfte weiter nach links und verlagern das Gewicht auf das linke Bein. Das linke Knie wird dabei leicht gebeugt. Atmen Sie ruhig ein und aus.

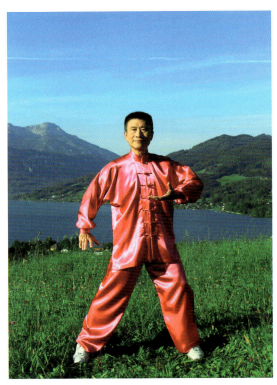

Proximal-Übung

Drehen Sie Ihren Körper weiter nach links und drücken Sie die rechte Hand nach unten, bis der rechte Arm durchgestreckt ist. Die rechte Handfläche zeigt zum Boden. Dann drehen Sie Ihre rechte Hand um, sodass die Handfläche nach oben schaut. Heben Sie die rechte Hand vor dem Körper hoch, bis sie wieder auf Höhe des Unterbauchs ist. Gleichzeitig bewegen Sie Ihren Körper nach rechts und drehen die linke Hand so, dass die Handfläche zum Boden zeigt.

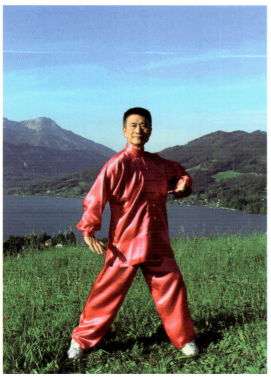

Proximal-Übung

Nun intensivieren Sie die Übung, indem Sie den linken Arm mit der Handfläche nach unten und dem Tigermaul zum Körper durch innere Kraft durchstrecken. Jetzt ist die Hand-*Jueyin*-(Herzbeutel-)Meridiantransmission an der Innenseite des linken Armes deutlich spürbar. Die Hüfte samt Oberkörper drehen Sie so weit wie möglich nach rechts, bis ein aktives Gefühl seitlich im Rippenbereich spürbar ist. Das bedeutet, dass der Verlauf der Meridiantransmission von Fuß-*Jueyin* (Leber) in dieser Körperregion stimuliert ist. Bringen Sie noch mehr Gewicht auf das rechte Bein, beugen Sie das rechte Knie noch tiefer und drehen Sie es bewusst nach außen. Dadurch wird die Meridiantransmission von Fuß-*Jueyin* (Leber) im Kniebereich besonders gefördert. Das linke Bein strecken Sie ganz durch und drehen es nach innen, damit die Meridiantransmission vom Fuß bis zur Leiste intensiv aktiviert ist. Dabei atmen Sie ruhig ein und aus.

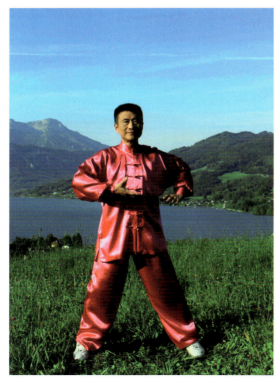

Proximal-Übung

Drehen Sie die rechte Handfläche nach unten. Bilden Sie nun mit rechtem Daumen und Zeigefinger das Tigermaul (»L«). Richten Sie das Tigermaul zum Körper und führen Sie es an der rechten Körperseite entlang nach unten (der Daumen zeigt nach hinten, die anderen Finger nach schräg vorne). Gleichzeitig drehen Sie die linke Hand um, damit die Handfläche nach oben schaut, und heben Sie sie vor dem Körper bis in Leberhöhe. Jetzt richten Sie sich wieder auf, verteilen Sie das Gewicht auf beide Beine und atmen Sie ruhig ein und aus.

Drehen Sie Ihre Hüfte nach links und verlagern Sie das Gewicht auf das linke Bein. Das linke Knie wird dabei leicht gebeugt. Wiederholen Sie diese Proximal-Übung 5–10 Minuten lang, um die körpernahe Meridiantransmission von Fuß-*Jueyin* (Leber) abwechselnd zu intensivieren.

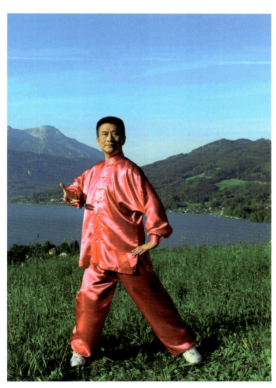

Proximal-Übung

Drehen Sie die Hüfte samt dem Oberkörper wieder nach links, bis der Oberkörper nach vorne gerichtet ist. Gleichzeitig drücken Sie das rechte Tigermaul seitlich entlang des Körpers hinunter, indem die Handfläche zum Boden zeigt. Drehen Sie nun die rechte Handfläche nach oben, während die linke Hand mit der Fläche nach oben vorne bis in Leberhöhe gebracht wird. Bringen Sie die rechte Hand zur linken in die Ausgangsposition. Atmen Sie dabei ruhig ein und aus.

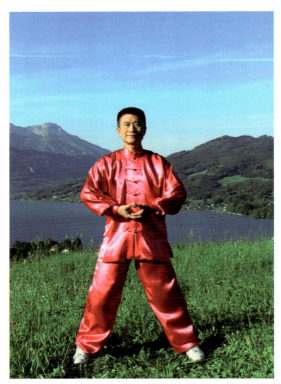

Proximal-Übung

Zum Schluss lösen Sie die aufeinanderliegenden Hände und die Daumen und legen Sie sie mit verschränkten Daumen auf den Unterbauch (Frauen legen die linke Hand auf die rechte, Männer umgekehrt). Dabei entspannen Sie sich ein paar Minuten und atmen ruhig ein und aus.

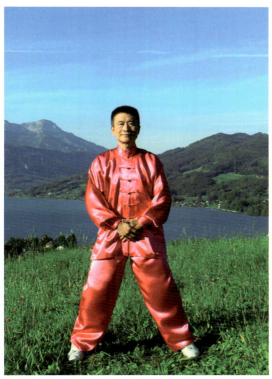

Schluss-Stellung

Anwendungsbereich

Der medizinische Begriff »proximal« bezieht sich auf körpernahe Teile eines Arms oder Beines bzw. auf in Rumpfnähe gelegene Teile. Das hat eine große Bedeutung für Meridian-Dao Yin, weil in diesen Bereichen noch direkte nervliche Verbindungen zu den Organen vorhanden sind, wie z. B. weißer (Ramus communicans albus) und grauer Verbindungsast (Ramus communicans griseus).

Der weiße Verbindungsast verbindet Spinalnerven und Grenzstrang[56] (Truncus sympathicus). Dieser sympathische Nervenknoten ist die Verteilerstation für alle präganglionären sympathischen Nervenfasern (Fasern vor dem Nervenknoten) und erstreckt sich entlang der ganzen Wirbelsäule, um sympathische Nervenfasern von der Brust abwärts bis zur Hüfte zu verteilen. Der graue Verbindungsast geht vom Grenzstrang zurück zu den Spinalnerven.

Mit dieser proximalen Übung werden alle Segmente der Spinalnerven und die daran anschließenden weißen und grauen Verbindungsäste stimuliert. Somit ist sie gut geeignet bei Störungen der vegetativen Nervenfunktion, chronischer Hepatitis, Leberzirrhose, dumpfem Schmerz in der Lebergegend, Leberfunktionsstörung, Leber- und Milzvergrößerung, Gallensteinen, Gallenentzündung, Gallenreflux, Gallenrefluxgastritis, erhöhtem Cholesterin, Verdauungsproblemen, Magen-Darm-Beschwerden etc.

Außerdem ist diese Übung auch gut geeignet bei Depressionen und Störung des Leber-Qi mit Symptomen wie Emotionalität, Irritabilität, Beklemmungen und Schmerzen in der Brust oder im Unterbauch, aber auch bei unregelmäßiger Menstruation etc.

---

56 Grenzstrang (lat. Truncus sympathicus) ist eine Kette verbundener Nervenknoten (Ganglien) des Sympathikus, die sich untereinander in Längsrichtung an der Wirbelsäule befinden.

Spezielle Übungen zur Intensivierung der Hand-Shaoyin-(Herz-)Meridiantransmission

Der Begriff »Gesundheit« geht von einem beschwerdefreien Zustand aus, einem Zustand vollkommenen körperlichen, geistigen und sozialen Wohlbefindens[57]. Das ist das grundlegendste Ziel der Medizin. Verglichen mit dem höchsten Ziel, nämlich der Harmonie zwischen Körper und Psyche, haben wir noch einen weiten Weg vor uns. Die Harmonie zwischen Psyche und Physis ist ein ganzheitlicher und optimaler Zustand, der dann erreicht ist, wenn alle inneren Lebensaktivitäten sich in Koordination, Gleichgewicht und Stabilität befinden. Die Aufgabe des Meridian-Dao Yin besteht darin, diesen Zustand wieder herzustellen. Harmonie zwischen Psyche und Physis ist sowohl die unbedingte Voraussetzung dafür, dass alle körperlichen, organischen und seelischen Vorgänge störungsfrei und reibungslos verlaufen können, als auch die wesentliche Basis für Gesundheit, weil Störungen zwischen beiden nicht nur Folge ungleichgewichtiger und instabiler psychosomatischer Vorgänge ist, sondern auch die innere Ursache für die Entstehung von Krankheiten. Wenn diese Probleme nicht grundlegend gelöst werden, können wir nie die Erkrankungen loswerden. Wir können den beschwerdefreien Zustand höchstens kurzfristig herstellen, aber nicht stabilisieren.

Alte Aufzeichnungen mit neuen Erkenntnissen erläutert

Aufgrund des neuroanatomischen Basiswissens über die Hand-*Shaoyin*-(Herz-)Meridiantransmission können wir die Beschreibung über diesen Meridian im Werk besser verstehen. Im Werk »Kapitel 10: Meridian. Des Gelben Kaisers Klassiker für Klassische Akupunktur (Ling Shu Jing)« steht:

Herz-Hand-Shaoyin-Meridian beginnt in der Mitte des Herzens und entspringt im Plexus cardiacus. Er verläuft durch das Zwerchfell und verbindet sich mit dem Dünndarm. Eine Abzweigung geht vom Plexus cardiacus aufwärts über den Kehlkopf zum Auge. Die Hauptmeridiantrans-

---

57   Laut Definition der WHO.

mission verläuft auch vom Plexus cardiacus zu den Lungen, dann zieht
sie zur Achselhöhle, am Oberarm abwärts, dort läuft sie parallel zu den
Meridianen des Hand-Taiyin und des Hand-Jueyin an der Innenseite des
Armes. Über den Ellenbogen zieht sie weiter an dem ellenseitigen Hand-
gelenk und der Handkante vorbei und endet am inneren Nagelwinkel des
kleinen Fingers.

Das ist eine Darstellung der Hand-*Shaoyin*-(Herz-)Meridiantransmis-
sion vor 2000 Jahren. In dieser Darstellung stimmen der Plexus cardiacus und die Zone der Hauptmeridiantransmission mit der oben erwähnten neuroanatomischen Grundlage überein. Das sind zwei wesentliche
Kernpunkte. Allerdings beruht die Beschreibung »Herz-Hand-Shaoyin-
Meridian beginnt in der Mitte des Herzens« und »Die Hauptmeridiantransmission verläuft auch vom Plexus cardiacus ... endet am inneren Nagelwinkel des kleinen Fingers« hauptsächlich auf Gefühl und Erfahrung.
Dies stimmt nicht ganz: Denn wenn die Hand-*Shaoyin*-(Herz-)Meridi-
antransmission sich auf das Herz auswirkt und seine Funktion unterstützt, ist man fälschlicherweise geneigt anzunehmen, dass die Hand-
Shaoyin-(Herz-)Meridiantransmission in der Mitte des Herzens beginnt
und vom Herz bis zum kleinen Finger verläuft. Aus neuroanatomischer
Sicht entspringt die Hand-*Shaoyin*-(Herz-)Meridiantransmission jedoch
aus den Fasern des zervikalen Grenzstranges und Plexus brachialis. Zudem verläuft sie in beide Richtungen: die Afferenz (zentripetal) und Ef-
ferenz (zentrifugal) laufen gleichzeitig ab.

Die Hand-*Shaoyin*-(Herz-)Meridiantransmission kann sich positiv
auswirken auf die Zone entlang dieses Meridians, auf die Organe in der
Brusthöhle (Cavum thoracis) und auf manche zentrale Strukturen im
Zentrum. Diese Auswirkungen zeigen deutlich, dass die Meridiantransmission einen ganzheitlichen Effekt auf Körper, Organ und Zentrum hat.
Hier sei nochmals darauf hingewiesen, dass die Hand-*Shaoyin*-(Herz-)
Meridiantransmission nicht nur auf das Herz aktivierend wirkt, sondern
auch auf viele andere Organe und Strukturen in der Brusthöhle wie z. B.
Aorta, Mediastinum, Arteria thoracica interna, Pleura und Nervi thora-
cales anteriores etc. Außerdem hat die Hand-*Shaoyin*-(Herz-)Meridian-
transmission einen positiven Einfluss auf das vegetative Nervensystem,
den Hirnstamm und das Limbische System. Der Hand-*Shaoyin*-Meridi-
an ist die ursprüngliche Bezeichnung für diesen Meridian. Sie beschreibt
den Verlauf der Meridiantransmission, die den Mittelpunkt des Meridian-Systems darstellt. Der Organname im Meridian wurde erst später

hinzugefügt – es ist eben nicht nur (in diesem Fall) das Herz gemeint. So dürfen wir auch den Wirkungsbereich nicht auf den angeschlossenen Organnamen beschränken, sondern müssen uns immer auf seine ursprüngliche Bedeutung konzentrieren. Um Meridian-Dao Yin zu meistern, müssen wir unbedingt den wirklichen Zusammenhang zwischen Meridiantransmission und Körperteil, Organen und Zentren erkennen. Das gehört zu den Grundfertigkeiten des Meridian-Dao Yin.

Die Hand-*Shaoyin*-(Herz-)Meridiantransmission steht in einem engen Zusammenhang mit dem Ellennerv (N. ulnaris), dem innenseitigen Hautnerv des Oberarms (N. cutaneus brachii medialis) und N. cutaneus antebrachialis medialis. Der Ellennerv ist ein gemischter Nerv, der motorische und sensible Fasern enthält. N. ulnaris enthält Fasern aus den Segmenten C8 bis Th1 und verläuft an der Innenseite des Oberarms zum

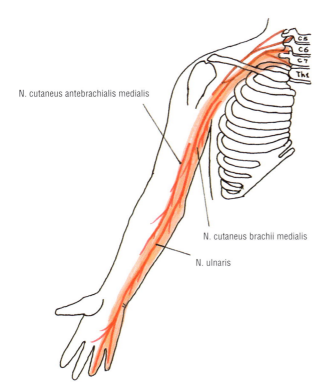

N. cutaneus antebrachialis medialis

N. cutaneus brachii medialis

N. ulnaris

Hand-Shaoyin-(Herz-)Meridiantransmission

Ellbogenhöcker. Im Weiteren zieht er ellenseitig am Unterarm in Richtung Hand.

N. cutaneus brachii medialis und N. cutaneus antebrachialis medialis sind sensible Nerven und enthalten auch Fasern aus den Segmenten C8 bis Th1 im Rückenmark. Sie ziehen durch die Achsel und haben Verbindungen mit dem N. intercostobrachialis. Im weiteren Verlauf begleiten sie die Arteria brachialis bis etwa zur Mitte des Oberarms und verteilen sich in der Haut des unteren Oberarmdrittels bis zum Ellenbogen.

Der Verlauf des N. ulnaris, N. cutaneus brachii medialis und N. cutaneus brachii medialis stimmt mit der Hand-*Shaoyin*-(Herz-)Meridiantransmission überein. Da diese Nerven Fasern aus den ersten thorakalen Spinalnerven enthalten, können ihre Impulse über den Ramus communicans albus[58] des Th1 weitergeleitet werden. Der Ramus communicans albus verbindet Spinalnerven und Grenzstrang[59]. Zusammen mit dem N. cardiacus cervicalis superior, N. cardiacus cervicalis medius, N. cardiacus cervicalis inferior, N. vagus sowie N. laryngeus recurrens bildet der Ramus communicans albus des Th1 den Plexus cardiacus. Der Plexus cardiacus verläuft zum Herz und zur Aorta und ist für die vegetative Innervation des Herzens zuständig.

Im Bereich des Brust- und Lendenabschnitts des Rückenmarks gibt es sympathische Wurzelzellen. Deren Axone (Nervenfortsätze) verlassen den Wirbelkanal und ziehen über den weißen Verbindungsast zum jeweiligen segmentalen Grenzstrang. Der Grenzstrang ist die Verteilerstation für alle präganglionären sympathischen Nervenfasern, wobei die Impulse eines präganglionären Neurons auf bis zu 20 postganglionäre Neurone umgeschaltet werden (starke Signaldivergenz)[60]. Daher ist dieser Ast eine wichtige Verbindung vom Spinalnerv zum Grenzstrang und spielt für das vegetative Nervensystem und für die Übertragung des Hand-*Shaoyin*-Meridians eine große Rolle: Durch diese Übungen werden die motorischen und sensorischen Impulse des N. ulnaris und N. cutaneus brachii medialis hervorgerufen. Diese Impulse sind während der Übungen deutlich spürbar und werden über den Ramus communicans

---

58 Der Ramus communicans albus ist ein Nervenast, der in einem Rückenmarkssegment auf jeder Seite den Grenzstrang mit den Spinalnerven verbindet. Er wird auch weißer Verbindungsast genannt, weil die Nervenfasern markhaltig und daher weiß sind.

59 Unter dem Grenzstrang (lat. Truncus sympathicus) versteht man eine Kette von 22–23 autonomen Ganglien, die untereinander in Längsrichtung neben der Wirbelsäule verlaufen.

60 Zitiert nach: M. Trepel (Hg.). *Neuroanatomie,* S. 263, Urban & Fischer Verlag, 1999

albus zum Plexus cardiacus weitergeleitet. Die Organe und Strukturen in der Brusthöhle wie z.B. Herz, Aorta, Mediastinum, Arteria thoracica interna etc. werden damit gefördert. Daher kann man sagen: Die Meridiantransmission ist eine bidirektionale (afferente und efferente) Impulsübertragung über bestimmte Nervenverbindungen zwischen einem bestimmten Körperteil und verschiedenen Organen und Zentren.

Intensive Übung für die Hand-Shaoyin-(Herz-) Meridiantransmission

Bogen-Übung

Stellen Sie Ihre Füße parallel in Schulterbreite und beugen Sie leicht Ihre Knie. Halten Sie den Oberkörper aufrecht. Lassen Sie das Becken nach vorne kippen, damit Sie den Unterbauch einziehen können, und legen Sie Ihre Handflächen vor dem Schambein übereinander (Männer die rechte Hand unterhalb, die linke Hand mit der Handfläche nach oben schauend darüber und Frauen umgekehrt). Die beiden Daumen-spitzen berühren einander. Drehen Sie Ihre Ellbogen nach vorne, da-mit die Achseln geöffnet werden und die Arme sich in einer vertika-len Linie vor dem Körper befinden. Dehnen Sie jetzt bei unveränderter Armstellung mit innerer Kraft nach unten, damit Sie ein leichtes akti-ves Gefühl entlang der Ellenseite der Unterarme spüren. Das zeigt, dass die Meridiantransmis-sion von Hand-*Shaoyin* (Herz) schon in Bereit-schaft ist und leicht ak-tiviert werden kann. Atmen Sie ruhig ein und aus.

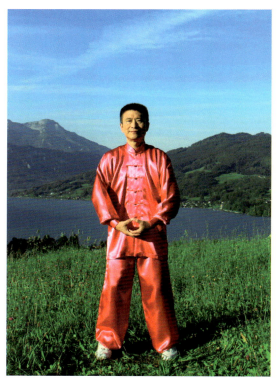

Bogen-Übung

Beugen Sie Ihre Knie jetzt noch etwas tiefer hinunter und lassen Sie das Becken weiter nach vorne gekippt. Gleichzeitig bewegen Sie Ihr Kreuz (Lendenwirbelsäule) so nach hinten, dass Oberschenkel, Hüfte und Lendenwirbelsäule wie in einem Bogen rückwärts gespannt sind.

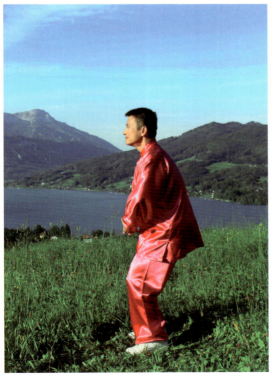

Bogen-Übung

Dann führen Sie Oberschenkel und Hüfte langsam so weit nach vorne, bis Unterschenkel, Oberschenkel und Hüfte wie in einem Bogen vorwärts gespannt sind. Richten Sie sich langsam auf und bringen Ihren Körper wieder in die Grundstellung zurück.

Wiederholen Sie diese doppelte Bogen-Bewegung 5–10 Minuten lang.

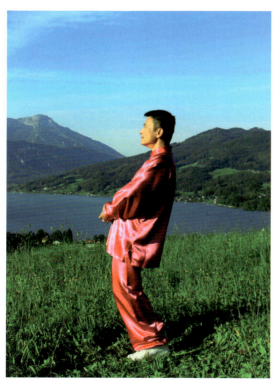

Bogen-Übung

Wenn wir die Bogen-Übung ausführen, werden die motorischen Systeme unseres Körpers gefördert. Diese benötigen wir für die Koordination der Körperhaltung und aller Bewegungen. Die motorischen Systeme, nämlich die pyramidalen und extrapyramidalen Systeme, haben die Aufgabe, das Zusammenspiel einer biomechanisch ausgeglichenen Haltung und der darauf aufbauenden Bewegungen des Körpers zu steuern. Die Aufgabe dieser Übung (hinsichtlich der spürbaren sensomotorischen Vorgänge) liegt nun darin, dieses Zusammenspiel darauf zu kontrollieren, ob es angemessen gefördert und optimal verstärkt wird. Dabei spüren wir die ganzheitliche Aktivität der motorischen Zentren während der Übung und erfahren mehr über den Sinn dieser Wechselwirkung zwischen einer wirksamen Bewegung und wohltuendem Gefühl, Sensomotorik und Biomechanik, Grundstellung und motorischen Zentren etc. Üben erweitert unsere Erfahrung und vergrößert den Erfolg. Dadurch wird das Lebensbewusstsein aufgebaut und das Selbstvertrauen gestärkt.

Intensive Übung für die distale Meridiantransmission

Führen Sie aus der Grundstellung die Hände vor dem Körper langsam nach oben bis zum Brustbein; die Daumen berühren einander. Dann drehen Sie Ihre Hände um, sodass die Handflächen nach unten zeigen. Halten Sie Ihre Hände und Unterarme in einer waagrechten Linie. Dann führen Sie sie in dieser Haltung nach vorne. Sie können jetzt ein aktives Gefühl von der Achselgegend über die hintere Oberarm- und hintere Ellenbogengegend bis zum kleinen Finger spüren. Das zeigt, dass die Meridiantransmission von Hand-*Shaoyin* (Herz) aktiviert wurde. Schultern locker lassen und dabei ruhig ein- und ausatmen.

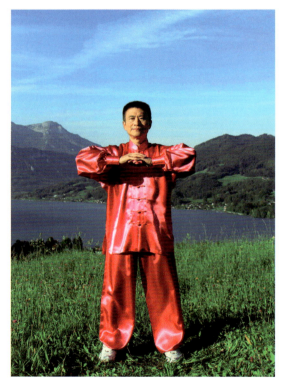

Distal-Übung

Behalten Sie diese Hände–Unterarme-Haltung bei. Bewegen Sie Ihre Ellbogen mit der leichten Anspannung etwas nach unten. Jetzt können Sie ein aktives Gefühl von der unteren Schultergegend über die Achseln bis zur hinteren Oberarmgegend spüren. Das bedeutet, dass die Meridiantransmission von Hand-*Shaoyin* (Herz) aktiviert wurde. Dabei ruhig ein- und ausatmen.

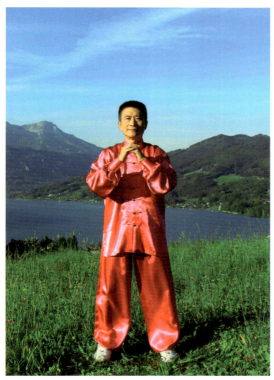

Distal-Übung

Behalten Sie die Hände-Unterarme-Haltung weiterhin bei. Drücken Sie Ihre Hände langsam nach unten bis zum Brustbein, gleichzeitig die Schultern locker lassen und die Ellbogen bis auf Schulterhöhe anheben. Jetzt können Sie ein aktives Gefühl von der hinteren Oberarmgegend über die hintere Ellenbogen- und hintere Unterarmgegend und die Handkante bis zum kleinen Finger spüren. Das heißt, dass Hand-*Shaoyin* (Herz) aktiviert wurde. Bewegen Sie 5–10 Minuten lang. Bewegen Sie Hände und Ellbogen in dieser Haltung langsam auf und ab, um die Hand-*Shaoyin*-(Herz-)Meridiantransmission zu intensivieren. Dabei ruhig ein- und ausatmen.

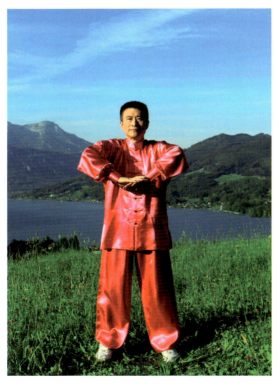

Distal-Übung

Anwendungsbereich

Die distale Übung für die Hand-*Shaoyin*-(Herz-)Meridiantransmission wirkt sich auf das Herz-Kreislauf-System effektiv aus. Die Erkrankungen des Herz-Kreislauf-Systems wie z. B. Bluthochdruck, koronare Herzkrankheit, Herzinsuffizienz etc. sind weiterhin mit großem Abstand die häufigsten Todesursachen in den Industrieländern. Bekannte Ursachen von Herz-Kreislauf-Erkrankungen sind Stress, Rauchen, psychische Belastungen, mangelnde Bewegung sowie eine ungesunde Ernährung. Dagegen werden Bewegung, ausgewogene Ernährung, Stressabbau, Abgewöhnung des Rauchens sowie Entspannung als allgemeine Gegenmaßnahmen eingesetzt. Meridian-Dao Yin wirkt jedoch gezielter gegen diese Zivilisationskrankheiten, weil diese Übungen die Nervenanlagen an Gefäßwänden und Plexus cardiacus direkt beeinflussen. Übt man regelmäßig, werden die Funktionen dieser Nervenanlagen und des Plexus cardiacus gefördert und die nervliche Regulation im Herz-Kreislauf-System gestärkt. Deshalb ist diese Übung besonders effizient gegen Herz-Kreislauf-Erkrankungen, innere Unruhe, Verspannung im Bereich der Schulter und der Rippengegend.

Intensive Übung für die proximale Meridiantransmission

Bringen Sie Ihre Hände und Unterarme in eine waagrechte Linie
zurück. Die Handflächen zeigen nach unten, die Daumen berühren
einander. Führen Sie diese Hände-Unterarm-Haltung waagrecht
nach vorne. Jetzt können Sie ein sehr angenehmes aktives Gefühl der
Meridiantransmission von der Achselgegend über die hintere Oberarm-
und Ellenbogengegend und die Handkante bis zum kleinen Finger
spüren. Dann drehen Sie Ihre Hände um, sodass die Handflächen nach
vorne schauen. Gleichzeitig dehnen Sie Ihre Oberarme mit gewisser
Anspannung nach vorne aus. Damit wird die Meridiantransmission von
Hand-*Shaoyin* (Herz) noch intensiviert. Dabei ruhig ein- und ausatmen.

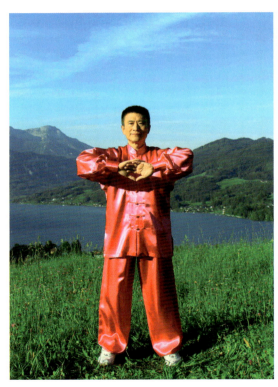

Proximal-Übung

Bewegen Sie Ihre Hände langsam nach vorne (die Handflächen zeigen weiterhin nach vorne), bis die Arme fast durchgestreckt sind. Jetzt können Sie die Meridiantransmission von Hand-*Shaoyin* (Herz) besonders in der Handfläche, der Handkante und den kleinen Fingern spüren. Dabei ruhig ein- und ausatmen. Das zeigt, dass die Meridiantransmission von Hand-*Shaoyin* in der Handgegend aktiviert wurde.

Im Meridian-Dao Yin gibt es manche Übungen, die sich auf den gesamten Verlauf der Meridiane auswirken, andere nur auf einen bestimmten Teil. Wir sollten beide miteinander kombinieren, um damit das Meridian-System optimal zu fördern und zu aktivieren.

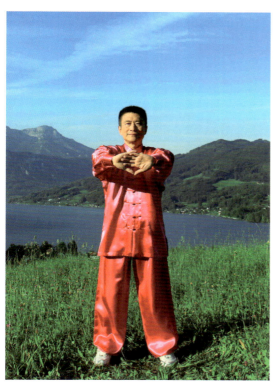

Proximal-Übung

Mit leicht gebeugten Armen ziehen Sie Ihre Hände langsam auseinander, bis der Abstand zwischen den Fingerspitzen etwa schulterbereit ist. Dabei spüren Sie wieder das aktive Gefühl von den kleinen Fingern über die Handkante, die hintere Unterarm- und Ellenbogengegend bis zur hinteren Oberarmgegend. Das bedeutet, dass die Meridiantransmission von Hand-*Shaoyin* (Herz) nun von den kleinen Fingern zentral zum Körper verläuft. Dabei ruhig ein- und ausatmen.

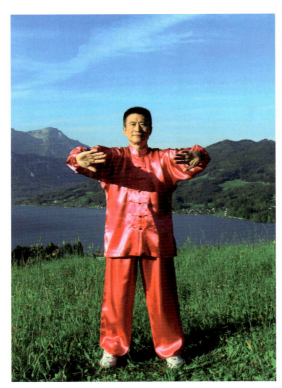

Proximal-Übung

Behalten Sie die leicht gebeugte Armhaltung bei und ziehen Sie die Hände weiter auseinander bis etwa auf doppelte Schulterbreite. Während Sie die Hände auseinanderziehen, ist die Meridiantransmission von Hand-*Shaoyin* (Herz) in der Handfläche, der Handkante und den Unterarmen intensiv spürbar. Es fühlt sich wie ein starker elektrischer Impuls an. Dehnen Sie die Arme weiter aus, bis Ihre Arme ganz durchgestreckt sind. Arme und Schulter befinden sich in einer Linie. Die Finger zeigen nach vorne, die Handfläche nach außen. Jetzt ist die Aktivität dieses Meridians nur mehr in den Fingern, der Handfläche, der Handkante und den Handgelenken stark zu spüren. Dabei ruhig ein- und ausatmen.

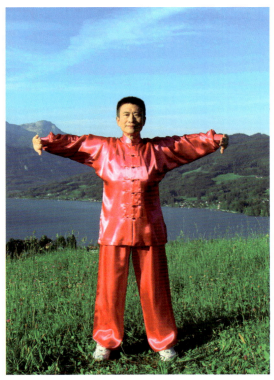

Proximal-Übung

Breiten Sie Ihre Arme weiter aus, bis alle Finger nach außen zeigen. Kippen Sie die Handgelenke, bis beide Handflächen nach unten schauen. Bewegen Sie Ihre Oberarme nach hinten und gleichzeitig ziehen Sie Ihre Schulterblätter zusammen. Führen Sie Ihre Hände langsam zurück zur Brust, bis sich die Daumen berühren und eine Handfläche über der anderen liegt (Männer: rechte auf der linken Hand, Frauen umgekehrt). Die Schultern locker lassen und Ellenbogen hoch halten, damit die Achselhöhlen geöffnet werden. Dabei ruhig ein- und ausatmen. Kippen Sie die Handflächen, sodass diese nach vorne zeigen. Nun strecken Sie die Arme mit den beiden einander berührenden Daumenspitzen durch. Nun machen Sie wie ein Brustschwimmer Armtempi und wiederholen Sie diese Proximal-Übung 5–10 Minuten lang, um die Meridiantransmission von Hand-*Shaoyin* (Herz) körpernahe zu intensivieren.

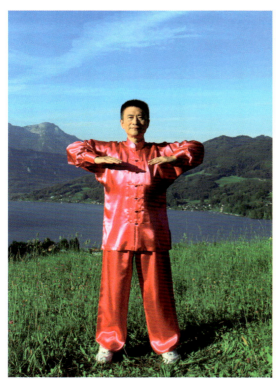

Proximal-Übung

Nach Wiederholung lösen Sie die Handstellung und bewegen die beiden Hände waagrecht nach vorne, bis die Arme ganz durchgestreckt sind. Die Handflächen zeigen nach unten. Damit schließen Sie die Aktivierung der Meridiantransmission von Hand-*Shaoyin* (Herz) ab. Dabei ruhig ein- und ausatmen.

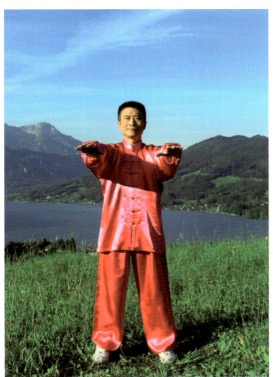

Proximal-Übung

Drehen Sie die Unterarme und Handflächen nach innen und führen Sie die Fingerspitzen zueinander. Ziehen Sie die Hände zum Brustbein zurück, dort drehen Sie die Fingerspitzen nach oben. Die Schultern locker lassen. Halten Sie die Ellenbogen auf Schulterhöhe und atmen Sie dabei ruhig ein und aus.

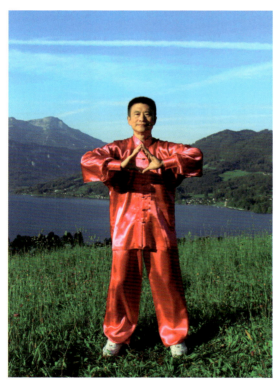

Proximal-Übung

Bringen Sie die Arme vor den Unterbauch und legen Sie dort beide
Hände für ein paar Minuten ab, die Daumen ineinander verschränkt.
Männer legen die rechte Hand oberhalb der linken, Frauen umgekehrt.
Dabei entspannen Sie sich und atmen ruhig ein und aus.

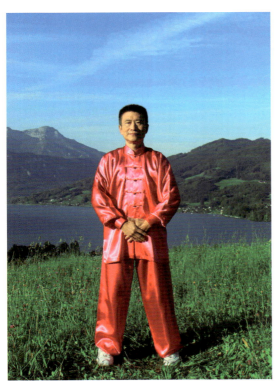

Schluss-Stellung

Anwendungsbereich

Sowohl die distale als auch die proximale Übung für die Hand-*Shaoyin*-(Herz-)Meridiantransmission können sich positiv auf Plexus cardiacus, Herz, Aorta, Mediastinum, Arteria thoracica interna etc. auswirken. Da der Plexus cardiacus bei der Funktionssteuerung der Kranzarterie und des Herzmuskels eine wichtige Rolle spielt, kann man die Funktion der Blutgefäße und des Herzens effektiv stärken, wenn man diese Übung regelmäßig durchführt. Deshalb sind diese Übungen sehr gut geeignet gegen Arteriosklerose und Herz-Kreislauf-Erkrankungen, Herzinsuffizienz, Herzrhythmusstörung, Vorbeugung gegen Herzinfarkt etc.

Arteriosklerose ist eine der häufigsten Todesursachen in der westlichen Welt. Durch Faktoren wie Rauchen, Stress, Bewegungsmangel, Übergewicht, Bluthochdruck und Fettstoffwechselstörungen werden die inneren Gefäßwände beschädigt. Nikotin fördert die Freisetzung der Stresshormone Adrenalin und Noradrenalin, führt dadurch zu einer Verengung der Blutgefäße und verursacht ein Steigen des Blutdrucks. Dauerstress erhöht ebenfalls den Blutdruck. Die zarten und elastischen Innenwände werden durch ständig hohen Druck in den Arterien verletzt, spröde und hart. Kalk, Blutplättchen und Cholesterin können sich festsetzen. Zu viele Blutfette wie Triglyceride oder Lipoprotein und überschüssige cholesterinhaltige Partikel können sich an den inneren Gefäßwänden anlagern und dort zu Entzündungen und Verkalkungen führen. An den verkalkten und eingeengten Stellen bilden sich Turbulenzen im Blutstrom, die die inneren Arterienwände zusätzlich schädigen.

Die Risikofaktoren zu reduzieren oder besser noch auszuschalten, wie z. B. durch gesunde Ernährung, regelmäßige Bewegung und Nichtrauchen, ist sicher eine sinnvolle Maßnahme, um eine Arteriosklerose zu verhindern oder ihr Fortschreiten zu verzögern. Diese Übungen sind zusätzlich dafür geeignet, die Selbstregulierung und die Regeneration zu fördern, um die beschädigten inneren Gefäßwände zu reparieren.

Spezielle Übungen zur Intensivierung der Fuß-Shaoyin-(Nieren-)Meridiantransmission

Alte Aufzeichnungen mit neuen Erkenntnissen erläutert

Im Werk »Kapitel 10: Meridian. Des Gelben Kaisers Klassiker für Klassische Akupunktur (Ling Shu Jing)« steht:

Dieser Meridian beginnt unter der kleinen Zehe, läuft ein Stück durch das Fußinnere und tritt im vorderen Drittel der Fußsohle an die Hautoberfläche. Er verläuft zum Ran Ku (2. Punkt des Nieren-Meridians) am hinteren Fußrand, steigt von hier vor dem inneren Fußknöchel hoch und umrundet diesen, indem er nach hinten abbiegt und die Vertiefung hinter dem inneren Knöchel erreicht. Von hier geht er abwärts bis zur Innenseite der Ferse und steigt dann nochmals zum inneren Knöchel hoch. Er zieht entlang der Innenseite der Wade und des Oberschenkels hinauf. In der Gegend des Dammes (der Teil des Körpers zwischen After und den Geschlechtsorganen) tritt er ins Körperinnere ein und geht zum Steißbein. Er zieht die Wirbelsäule entlang aufwärts bis zu den Nieren, dringt in diese ein und geht von dort weiter zur Blase. Ein anderer Ast läuft von den Nieren zur Leber, erreicht dann über das Zwerchfell die Lungen und setzt seinen Weg bis zur Zungenwurzel fort. Ein weiterer Zweig zieht von den Lungen zum Herzbeutel, von hier zur Mitte des Brustkorbs, zum Punkt San Tsong (17. Punkt des Jen Mo). Dieser Zweig steht mit dem Kreislauf-Meridian (Schou Tsch) in Verbindung.

Die Fuß-*Shaoyin*-(Nieren-)Meridiantransmission steht in einem engen Zusammenhang mit den Ästen des »verborgenen Nervs« (N. saphenus), des N. ilioinguinalis, des N. genitoformoralis, des N. obturatorius, N. pudendus und des Lendennervengeflechts (Plexus lumbosacralis) sowie der Oberschenkelarterien. Der Verlauf dieses Meridians kann mit der obigen Innervation gut erklärt werden und stimmt damit überein. Allerdings spielt die Oberschenkelarterie (A. femoralis) bei der Fuß-*Shaoyin*-(Nieren-)Meridiantransmission eine wesentliche Rolle. Die Oberschenkelarterie fließt von der Aorta in die äußere Beckenarterie und tritt zusammen mit der Vena femoralis unter dem Leistenband durch. Sie liefert nicht nur den Großteil des Blutes, das die Beine versorgt, sondern beeinflusst auch die Nervenanlage an der Gefäßwand der Aorta.

Die Aorta ist eine von der linken Herzhälfte abgehende Hauptschlagader und gilt als zentrales Gefäß des Körperkreislaufes. Im Bereich der
Bauchaorta (Aorta abdominalis) gibt es ein vegetatives Nervengeflecht
(Plexus aorticus abdominalis), das die Bauchaorta umgibt und Bauch-
und Beckeneingeweide innerviert. Zusammen mit N. vagus, Sonnengeflecht (Plexus solaris), Lenden-Kreuz-Geflecht (Plexus lumbosacralis)
und Nierengeflecht (Plexus renalis) bestätigt dies den beschriebenen Verlauf: »In der Gegend des Dammes tritt er ins Körperinnere ein und geht
zum Steißbein. Er zieht die Wirbelsäule entlang aufwärts bis zu den Nieren, dringt in diese ein und geht von dort weiter zur Blase. Ein anderer
Ast läuft von den Nieren zur Leber, erreicht dann über das Zwerchfell die
Lungen und setzt seinen Weg bis zur Zungenwurzel fort.«

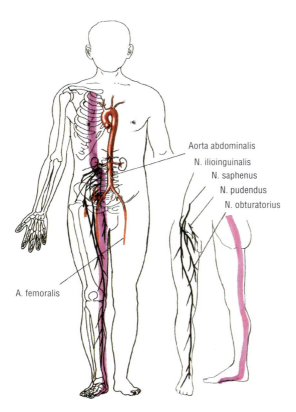

Aorta abdominalis
N. ilioinguinalis
N. saphenus
N. pudendus
N. obturatorius

A. femoralis

Fuß-Shaoyin-(Nieren-)Meridiantransmission

Intensive Übung für die Fuß-Shaoyin-(Nieren-) Meridiantransmission

Bogen-Übung

Stellen Sie die Füße schulterbreit und drehen Sie die Zehen nach außen. Beugen Sie leicht die Knie und lassen Sie das Becken möglichst nach vorne kippen. Ziehen Sie den Unterbauch hinein, damit der Teil des Körpers zwischen der Lendenwirbelsäule und der Hüfte positiv stimuliert wird. Auch dies ist eine sehr wichtige Übungstechnik für die Weiterleitung der Meridiantransmission. Legen Sie Ihre Hände vor dem Unterbauch aufeinander, die Handflächen zeigen nach oben (Männer haben die linke Hand über der rechten, Frauen umgekehrt). Die Ellenbogen sind nach vorne gedreht. Dabei ruhig ein- und ausatmen.

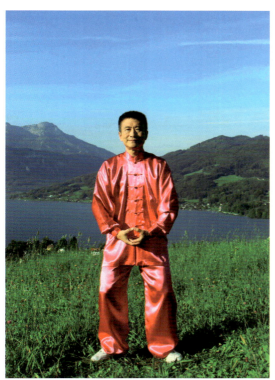

Bogen-Übung

Beugen Sie Ihre Knie jetzt noch ein bisschen mehr und lassen Sie das Becken noch weiter nach vorne kippen. Gleichzeitig ziehen Sie den Unterbauch noch mehr nach innen und bewegen Sie Ihre Lendenwirbelsäule so weit nach hinten, bis Oberschenkel, Hüfte und Lendenwirbelsäule wie in einem Bogen rückwärts gespannt sind.

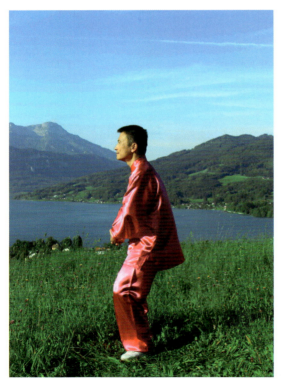

Bogen-Übung

Dann führen Sie Oberschenkel und Hüfte langsam so weit nach vorne, bis Unterschenkel, Oberschenkel und Hüfte wie in einem Bogen vorwärts gespannt sind. Jetzt ist ein aktives Gefühl an den Innenseiten der Beine spürbar. Das bedeutet, dass die Meridiantransmission des Fuß-*Shaoyin* (Nieren) in Bereitschaft ist. Stehen Sie langsam auf und bringen Sie Ihren Körper wieder in die Grundstellung zurück. Gleichzeitig mit der Hüftbewegung führen Sie die aufeinanderliegenden Hände vor dem Unterbauch in einer kleinen kreisförmigen Bewegung von hinten unten nach vorne oben und wieder zurück. Atmen Sie dabei ruhig ein und aus. Wiederholen Sie diese doppelte Bogen-Bewegung 5–10 Minuten lang.

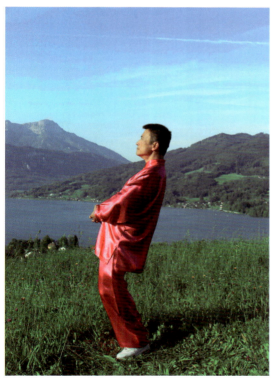

Bogen-Übung

Die Bogen-Übung wirkt sich positiv auf Lendenwirbelsäule aus und ist daher eine ideale Übung gegen psychosomatische Störungen im Bereich der Lendenwirbelsäule, wie z. B. Bandscheibenvorfall.

In der chinesischen psychosomatischen Medizin wird der Bandscheibenvorfall als eine psychosomatische Störung betrachtet, weil die Wechselwirkungen zwischen der Flüssigkeit der Bandscheibe und der dafür zuständigen nervlichen Versorgung gestört sind.

Die Bandscheibe besteht aus zwei Schichten: Dem bindegewebsartigen, faserigen Ring (Anulus fibrosus) und dem im Inneren gelegenen wasserartigen Kern (Nucleus pulposus). Die beiden bilden ein Wasserkissen und dienen als Puffer und Federung zwischen den Wirbelkörpern, um den Druck, der auf dem Rücken lastet, zu verteilen und die Beweglichkeit der Wirbelsäule zu erhalten.

Die Flüssigkeitsversorgung der Bandscheibe erfolgt bei Erwachsenen nur mehr über die Diffusion. Das heißt, der faserartige Ring und der wasserartige Kern nehmen die Nährstoffe und das Wasser, vor allem nachts im Liegen, aus der umgebenden Gewebsflüssigkeit auf. Tagsüber verliert die Bandscheibe aufgrund des Körpergewichtes im Stehen und Sitzen einen Teil dieser Flüssigkeit. Durch Bewegungsmangel, einseitige Belastung, Überbelastung und Fehlhaltung werden jene Nerven, die für die Flüssigkeitszirkulation im Bereich der Wirbelsäule zuständig sind, mit zunehmendem Lebensalter immer mehr gestört. Das führt zum Abnehmen des Wassergehalts in der Bandscheibe; sie trocknet und wird immer weniger elastisch. Der wasserartige Kern verliert seine gallertartige Konsistenz und dadurch seine Stoßdämpffunktion. Gleichzeitig wird der faserartige Ring immer dünner, spröder und rissiger. Das kann irgendwann zu einem Bandscheibenvorfall führen.

Bei Bandscheibenproblemen konzentriert man sich meist auf verschleißbedingte Ursachen wie z. B. Belastungen und Verformungen der Bandscheibe. Hierbei übersehen wir die wichtigste Ursache, nämlich das Austrocknen. Der Verschleiß der Wirbelsäule und der Bandscheibe ist sicher eine Folgeerscheinung der zunehmenden Entwässerung. Allerdings spielt die dafür zuständige Nervenversorgung eine entscheidende Rolle. Die Blutversorgung wird stark vermindert, da der Blutdruck nicht mehr ausreicht, um das Blut gegen den Gewebewiderstand durch das Rückenmark zu pumpen. Nervenzellen sind sehr empfindlich gegenüber einer Blutunterversorgung, sodass erste Schäden bereits früh einsetzen. Gleichzeitig können die lokalen Stoffwechselprodukte nicht abtransportiert werden und es entstehen freie Radikale, die die Zellwände der Nervenzellen schädigen und weiter zum Funktionsverlust beitragen.

Auch hierfür ist regelmäßiges Ausführen der Meridian-Dao Yin-Übungen sehr sinnvoll und fördert die Heilung, weil die Flüssigkeitsversorgung wieder verbessert wird.

Intensive Übung für die distale Meridiantransmission

Sie stehen mit aufeinanderliegenden Händen. Ziehen Sie nun die Hände eine Faustbreit auseinander und drehen Sie die Ellenbogen nach vorne, damit die Innenseiten der Arme angespannt werden. Das bedeutet, dass die Hand-*Shaoyin*-(Herz-)Meridiantransmission in Bereitschaft ist. Atmen Sie dabei ruhig ein und aus.

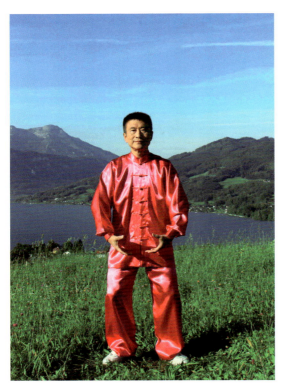

Distal-Übung

Drehen Sie den Oberkörper mit dieser Handstellung nach rechts. Verlagern Sie das Gewicht auf das linke Bein und beugen Sie das linke Knie. Jetzt heben Sie den rechten Vorderfuß, drücken Sie die rechte Ferse fest in den Boden und neigen Sie den Oberkörper leicht nach vorne. Dabei ruhig ein- und ausatmen.

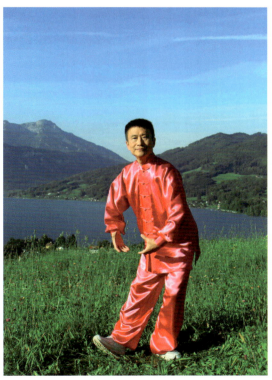

Distal-Übung

Intensivieren Sie die Bewegung, indem Sie das linke Knie noch tiefer beugen, die rechte Fußspitze bei gestrecktem Bein noch deutlicher anheben und den Oberkörper noch tiefer neigen. Führen Sie die Hände nach vorne bis über die rechte Fußspitze. Nun spüren Sie ein starkes Ziehen von der rechten Hüfte über die ganze Hinterseite des rechten Beines bis in den rechten Vorderfuß. Das ist ein positives Zeichen, dass die Meridiantransmission von Fuß-*Shaoyin* (Nieren) stark aktiviert ist. Dabei ruhig ein- und ausatmen.

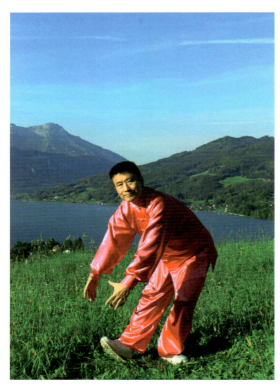

Distal-Übung

Ziehen Sie die Hände in der gleichen Stellung wieder zurück zum Unterbauch, gleichzeitig richten Sie den Oberkörper auf. Drehen Sie den Oberkörper mit gleichbleibender Handstellung nach links. Verlagern Sie das Gewicht auf das rechte Bein und beugen Sie das rechte Knie. Jetzt heben Sie den linken Vorderfuß, drücken die linke Ferse fest in den Boden und neigen den Oberkörper leicht nach vorne. Dabei ruhig ein- und ausatmen.

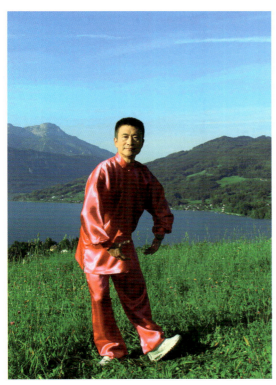

Distal-Übung

Intensivieren Sie die Bewegung, indem Sie das rechte Knie noch tiefer beugen, die linke Fußspitze bei gestrecktem Bein noch deutlicher anheben und den Oberkörper noch tiefer neigen. Führen Sie die Hände nach vorne bis über die linke Fußspitze. Nun spüren Sie ein starkes Ziehen von der linken Hüfte über die ganze Hinterseite des linken Beines bis in den linken Vorderfuß. Das ist ein positives Zeichen, dass die Meridiantransmission von Fuß-*Shaoyin* (Nieren) stark aktiviert ist. Dabei ruhig ein- und ausatmen. Wiederholen Sie diese Distal-Übung 5–10 Minuten lang, um die Meridiantransmission von Fuß-*Shaoyin* (Nieren) abwechselnd auf beiden Seiten zu intensivieren.

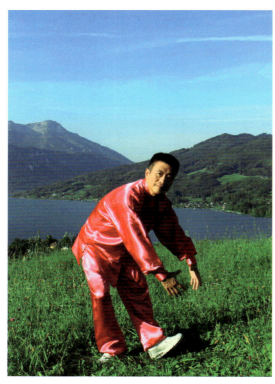

Distal-Übung

Anwendungsbereich

Die Oberschenkelarterie (A. femoralis superficialis) ist der häufigste Ort arteriosklerotischer Veränderungen. Die Oberschenkelarterie ist ein reines Leitgefäß und dient dazu, das Blut in weitere Arterien im Unterschenkel weiterzuleiten, um Muskulatur und Haut zu versorgen. Bei Verengungen oder Verschlüssen dieser Blutgefäße wird oft »Schaufensterkrankheit« (Raucherbein) diagnostiziert. Jeder zehnte Mann über 55 Jahren ist von diesem Leiden betroffen. Es kommt zu Schmerzen, zunächst beim Gehen, später auch beim Ruhen, und es müssen häufiger Pausen beim Gehen eingelegt werden. Die Folgen können Herzinfarkt, Schlaganfall und Raucherbein sein. Diese Beschwerden gehören in der traditionellen chinesischen Medizin zur Diagnose »Nieren-Qi-Mangel-Syndrom«. Auch das »Restless-Legs-Syndrom« gehört dazu. Dieses ist charakterisiert durch unangenehme Gefühle wie z. B. Eingeschlafensein, Schweregefühl und Schmerzen in den Beinen, die sich vorwiegend gegen Abend, beim ruhigen Sitzen oder im Bett liegend bemerkbar machen.

Durch diese distale Übung werden sowohl die Nervenanlage an der Gefäßwand der Oberschenkelarterie als auch die entsprechenden Nervenversorgungen intensiv gefördert. Dadurch verbessern sich die grundlegenden psychosomatischen Vorgänge zwischen Nervenversorgungen und Arterien sowie zwischen Muskulatur und Organen.

Außerdem kann man diese Übung mit chinesischen Heilkräutern kombinieren, um etwa das Syndrom des Mangels an Nieren-Essenz zu heilen. Symptome dafür sind u. a. Schwindel, Ohrensausen, Lumbalgie, Abgeschlagenheit, aber auch Prostatavergrößerung, Impotenz und Vergesslichkeit.

Intensive Übung für die proximale Meridiantransmission

Ziehen Sie die Hände mit der gleichen Handstellung wieder zurück zum Unterbauch, gleichzeitig richten Sie den Oberkörper auf. Führen Sie die Hände in der Tigermaulstellung (zwei »L« einander zugewandt) nach hinten und legen Sie die Handrücken auf den Nierenbereich. Stehen Sie aufrecht mit gestreckten Beinen und öffnen Sie den Brustkorb. Dabei ruhig ein- und ausatmen.

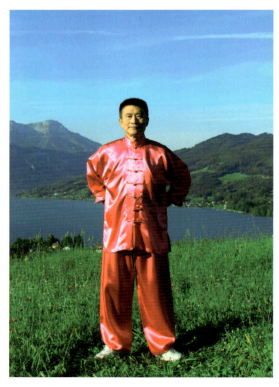

Proximal-Übung

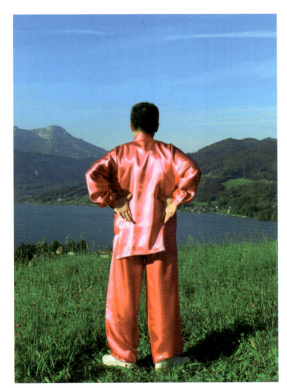

Proximal-Übung

Verlagern Sie das Gewicht auf das linke Bein und beugen Sie dabei das linke Knie. Strecken Sie das rechte Bein, damit die Meridiantransmission von Fuß-*Shaoyin* (Nieren) weiterhin aktiv bleibt. Drehen Sie den Oberkörper etwas nach rechts und neigen Sie sich leicht nach vorne. Dabei ruhig ein- und ausatmen.

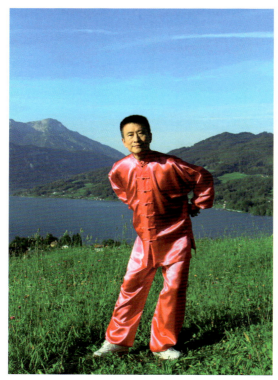

Proximal-Übung

Intensivieren Sie die Bewegung, indem Sie das linke Knie noch tiefer beugen. Lassen Sie den rechten Fuß bei gestrecktem Bein auf dem Boden. Jetzt beugen Sie die Lendenwirbelsäule tiefer und die Tigermäuler streichen fest den Rücken abwärts vom Nierenbereich bis zum Kreuzbein. Dadurch werden die Funktionen der Organe im Bauchbereich optimal stimuliert. Atmen Sie ruhig ein und aus.

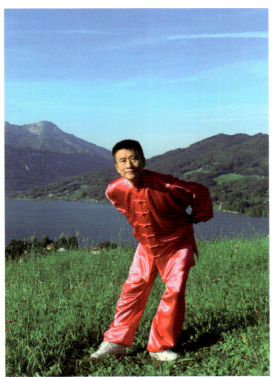

Proximal-Übung

Bleiben Sie in der gebeugten Haltung und drehen Sie den Oberkörper wieder zur Mitte. Die Tigermäuler drücken auf das Kreuzbein. Atmen Sie dabei ruhig ein und aus.

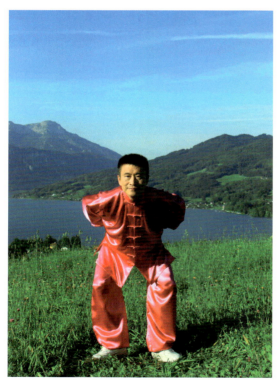

Proximal-Übung

Verlagern Sie das Gewicht auf die rechte Seite und beugen Sie das rechte Knie. Der Oberkörper dreht sich etwas nach links und neigt sich leicht nach vorne. Dabei streichen Sie mit den Tigermäulern fest den Rücken ein klein wenig aufwärts. Atmen Sie ruhig ein und aus.

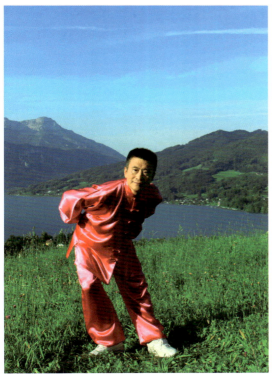

Proximal-Übung

Intensivieren Sie die Bewegung, indem Sie das rechte Knie noch tiefer beugen. Lassen Sie den linken Fuß bei gestrecktem Bein auf dem Boden. Jetzt beugen Sie die Lendenwirbelsäule tiefer und die Tigermäuler streichen fest den Rücken aufwärts vom Kreuzbein bis zum Nierenbereich. Dadurch werden die Funktionen der Organe im Bauchbereich optimal stimuliert. Atmen Sie ruhig ein und aus.

Wiederholen Sie diese Proximal-Übung 5–10 Minuten lang, um die körpernahe Meridiantransmission von Fuß-*Shaoyin* (Nieren) abwechselnd zu intensivieren.

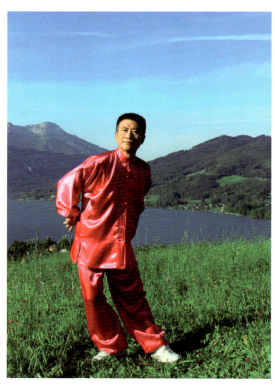

Proximal-Übung

Zum Beenden richten Sie sich auf, bringen Sie die Hände vor den Unterbauch und legen Sie sie übereinander (Frauen die linke Hand auf die rechte, Männer umgekehrt). Stehen Sie entspannt und atmen Sie ruhig ein und aus.

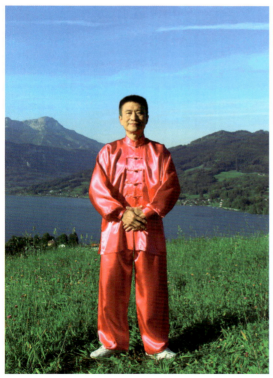

Schluss-Stellung

Anwendungsbereich

Rücken- und Kreuzschmerzen sind heute die häufigsten psychosomatischen Beschwerden und haben sich zu einer Volkskrankheit entwickelt. Sie sind – neben Infekten – der zweithäufigste Grund einen Arzt aufzusuchen. Die Ursache liegt hauptsächlich in der Störung grundlegender psychosomatischer Vorgänge im Bereich des vegetativen Nervengeflechts, des Sonnengeflechts, des Lenden-Kreuz-Geflechts, des Nierengeflechts und des Rückenmarks. In der traditionellen chinesischen Medizin werden solche Beschwerden, je nach Symptom und Zustand, als Mangel des Nieren-Qi, des Nieren-Yin, des Nieren-Yang und der Nieren-Essenz bezeichnet.

Durch Meridian-Dao Yin-Übungen wie der obigen Bogen-Übung, Distal- und Proximal-Übung werden die Verbindungen zwischen Muskulatur, Gefäßen und Nervenversorgungen im Bereich des Rückens und der Lumbalgegend hergestellt und die entsprechenden grundlegenden psychosomatischen Vorgänge gefördert. Daher ist sowohl die proximale als auch die distale Übung gut geeignet bei Reizung und Schwäche der Lumbalregion, Kältegefühl und dumpfen Schmerzen in Lendenwirbelsäule und Knien, immer wiederkehrenden Verspannungen, Bandscheibenvorfällen, Hexenschuss, Ischias, Rheuma etc. Zusammen mit chinesischen Heilkräutern wird diese Übung bei Benommenheit, Abgeschlagenheit, Ohrensausen (Tinnitus), Hörschwierigkeiten, Verstopfung, Schwierigkeiten beim Wasserlassen, abnehmender Libido oder in schweren Fällen bei Impotenz, aber auch spontanem Schwitzen in den Wechseljahren sehr hilfreich sein.

Hinweis: Der longitudinale sensomotorische Impuls ist die belebende Stimulation für die Förderung der psychosomatischen Vorgänge. Allerdings soll die Intensität der Stimulation weder zu stark noch zu schwach sein. Bei Rücken- und Kreuzschmerzen soll die Übung sanft gemacht werden. Stellen Sie sich eine leichte Massage oder ein Streicheln Ihrer Schmerzstellen vor.

Spezielle Übungen zur Intensivierung der Hand-Yangming-(Dickdarm-)Meridiantransmission

Wie weiter oben bereits ausgeführt, bezieht sich die Wechselwirkung zwischen Körper und Organen auch in der Hand-*Yangming*-(Dickdarm-)Meridiantransmission nicht auf den wirklichen Dickdarm, auch wenn dieser dem Meridian Hand-*Yangming* im Namen angeschlossen ist, sondern hauptsächlich auf die Verschaltung zwischen dem Plexus cervicalis und dessen innervierten Organen und Körperteilen.

Alte Aufzeichnungen mit neuen Erkenntnissen erläutert

Im Werk »Kapitel 10: Meridian. Des Gelben Kaisers Klassiker für Klassische Akupunktur (Ling Shu Jing)« steht:

> Der Dickdarm-Hand-Yangming-Meridian beginnt am inneren Nagelwinkel des Zeigefingers, läuft die Innenseite des zweiten Mittelhandknochens entlang, zwischen den beiden Strecksehnen des Daumens am Rand des Radius verläuft er aufwärts, zieht an der vorderen Kante des Armrückens über den Ellenbogen bis zum Außenrand der Schulter. Von dort läuft er zur Halswirbelsäule, dann zieht er weiter zur Vorderseite des Halses in die supraklavikulare Tiefebene herein und verbindet die Lunge, durchbricht schließlich das Zwerchfell und erreicht den Dickdarm.

Wenn wir das Ausgangsmaterial über diese Meridiantransmission von vor mehr als 2000 Jahren der heutigen neuroanatomischen Grundlage gegenüberstellen, stimmt der Verlauf der Meridiantransmission in der Beschreibung grundsätzlich mit der neuroanatomischen Grundlage der Hand-*Yangming*-(Dickdarm-)Meridiantransmission überein. Ob dabei die Verbindung mit dem Dickdarm wesentlich ist, ist fraglich. Klinisch gesehen liegen die Auswirkungen hauptsächlich im Bereich der Halswirbelsäule, der Schultergegend und des Kopfs sowie des zentralen Nervensystems.

Auch der Muskel-Hautnerv (N. musculocutaneus), N. cutaneus brachii posterior und Plexus cervicalis sind bei der Hand-*Yangming*-(Dickdarm-)Meridiantransmission beteiligt.

Der Muskel-Hautnerv erhält sensorische und motorische Fasern aus den Segmenten C5 bis C7 und innerviert die Muskeln auf der vorderen Seite des Oberarms. Mit den motorischen Fasern versorgt er die Beugemuskulatur des Oberarms, nämlich den M. brachialis, und beide Köpfe des M. biceps brachii. Der sensible Anteil versorgt die laterale Seite des Unterarms mit Empfindungen.

N. cutaneus brachii posterior ist ein Ast vom N. radialis und verläuft parallel zum N. musculocutaneus.

Der Plexus cervicalis ist ein Nervengeflecht, das aus den anterioren Ästen der vier obersten Spinalnervenwurzeln der Segmente C1 bis C4 mit Anteilen von C5 gebildet wird. Dabei findet auch ein Faseraustausch der Spinalnerven statt. So besteht jede Innervation in den Extremitäten aus mehreren Segmenten von Spinalnerven. Der Plexus cervicalis teilt sich in oberflächliche sensible und tiefe motorische Zweige. Ein besonders wich-

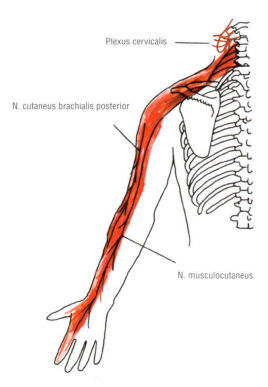

Plexus cervicalis

N. cutaneus brachialis posterior

N. musculocutaneus

Hand-Yangming-(Dickdarm-)Meridiantransmission

tiger und großer Nerv, der sich aus den Wurzeln C3 und C4 (geringen-
teils auch C5) bildet, ist der N. phrenicus (phren, gr. = Zwerchfell). Dieser Nerv innerviert das Zwerchfell, Pleura- bzw. Peritonealgewebe und
den Herzbeutel. Der N. phrenicus versorgt auf der rechten Seite sogar Leber, Galle und Gallenwege. Aufgrund dieser Innervation beeinflusst die
Hand-*Yangming*-(Dickdarm-)Meridiantransmission in gewissem Maß
auch Leber und Galle und indirekt auch Zwölffingerdarm und Dünndarm positiv, weil Leber und Galle eine wichtige Rolle für die Funktionen des Zwölffinger- und Dünndarms spielen. Die Hauptwirkungen
dieser Meridiantransmission entstehen jedoch aus den vier obersten Spinalnervenwurzeln (C1 bis C4). Das heißt, wenn die vier Spinalnerven
der Segmente C1 bis C4 durch die Hand-*Yangming*-(Dickdarm-)Meri-
diantransmission ganzheitlich stimuliert werden, kommt es zu positiven Auswirkungen auf Halswirbelsäule, Hinterkopf, Kiefergelenke und
Schultergegend, die vom Plexus cervicalis innerviert werden. Aber auch
das verlängerte Rückenmark (Medulla oblongata), das in unmittelba-
rer Nähe zu den Segmenten C1 bis C4 liegt, wird positiv gefördert. Diese
Wirkungsweise der Hand-*Yangming*-(Dickdarm-)Meridiantransmission
wurde sowohl im klinischen Einsatz der Akupunktur als auch durch die
Praxis des Meridian-Dao Yin nachgewiesen.

Intensive Übung für Hand-Yangming-(Dickdarm-) Meridiantransmission

Bogen-Übung

Stellen Sie Ihre Füße parallel in Schulterbreite und beugen Sie leicht Ihre Knie. Halten Sie den Oberkörper aufrecht. Lassen Sie das Becken nach vorne kippen, damit Sie den Unterbauch einziehen können. Ihre Arme befinden sich mit leicht gebeugten Ellbogen seitlich neben den Oberschenkeln. Beide Daumen und Zeigefinger berühren einander und bilden einen Ring, die Fingerspitzen zeigen zum Boden. Jetzt spüren Sie ein aktives Gefühl entlang der Außenseite der Oberarme und im Speichenbereich der Unterarme bis zum Ring der Finger. Das zeigt, dass die Meridiantransmission von Hand–*Yangming* (Dickdarm) aktiviert ist.

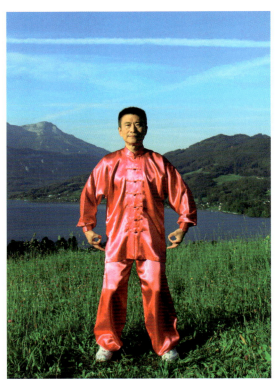

Bogen-Übung

Beugen Sie Ihre Knie jetzt noch etwas tiefer und lassen Sie das Becken weiter nach vorne gekippt. Gleichzeitig bewegen Sie Ihr Kreuz (Lendenwirbelsäule) so nach hinten, dass Oberschenkel, Hüfte und Lendenwirbelsäule wie in einem Bogen rückwärts gespannt sind.

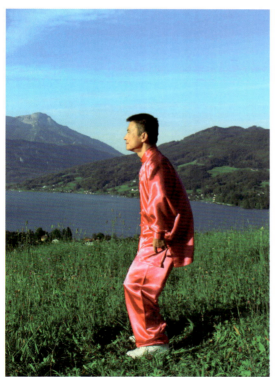

Bogen-Übung

Dann führen Sie Oberschenkel und Hüfte langsam so weit nach vorne, bis Unterschenkel, Oberschenkel und Hüfte wie in einem Bogen vorwärts gespannt sind. Richten Sie sich langsam auf und bringen Ihren Körper wieder in die Grundstellung zurück. Gleichzeitig mit der Hüftbewegung führen die Arme seitlich neben dem Körper eine kleine kreisförmige Bewegung von hinten nach vorne und wieder zurück durch. Wiederholen Sie die Bogen-Übung 5–10 Minuten lang.

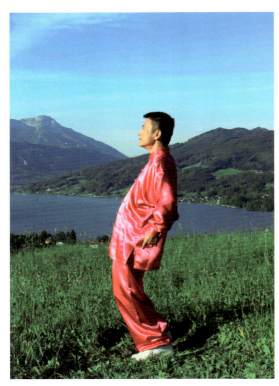

Bogen-Übung

Intensive Übung für die distale Meridiantransmission

Sie stehen mit den Armen seitlich neben dem Körper. Führen Sie beide
Arme mit leichten gebeugten Ellbogen nach vorne vor den Unterbauch,
die Handflächen zeigen zum Körper. Heben Sie die Arme in dieser
Stellung weiter bis in Stirnhöhe und dort breiten Sie Ihre Arme auseinander, die Handflächen zeigen nach oben. Lassen Sie Ihre Schultern
locker. Halten Sie diese Stellung für ein paar Minuten, dabei ruhig
ein- und ausatmen. Jetzt können Sie deutlich das aktive Gefühl vom
Nacken über Schulter, Schulterblatt und Außenseite der Oberarme bis in
Daumen und Zeigefinger spüren. Das zeigt, dass die Meridiantransmission von Hand-*Yangming* (Dickdarm) intensiviert ist.

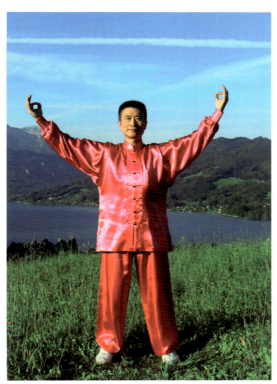

Distal-Übung

Die Haltung Ihrer Arme bleibt unverändert. Führen Sie Ihre Hände in Stirnhöhe langsam nach vorne und verstärken Sie die Bewegung, indem Sie Ihre Schulterblätter nach vorne ziehen. Jetzt spüren Sie deutlich ein aktives Gefühl im Schulter- und Speichenbereich der Unterarme. Nun führen Sie Ihre Arme langsam weiter nach vorne, bis der Abstand zwischen den Händen etwas mehr als Schulterbreite beträgt. Das aktive Gefühl der Meridiantransmission von Hand-*Yangming* (Dickdarm) nimmt langsam ab. Schultern locker lassen, dabei ruhig ein- und ausatmen.

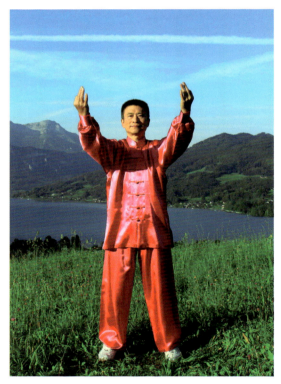

Distal-Übung

Führen Sie Ihre Arme wieder langsam nach hinten. Die Meridiantransmission von Hand-*Yangming* (Dickdarm) ist wieder deutlich spürbar. Bewegen Sie die gestreckten Arme langsam noch weiter nach hinten. Die Schultern locker lassen und Brustkorb öffnen. Drehen Sie die Ellbogen nach außen und gleichzeitig die Handflächen wieder nach oben. Dabei ruhig ein- und ausatmen. Jetzt spüren Sie deutlich das aktive Gefühl im Schulterbereich und an der Außenseite der Oberarme. Das bedeutet, dass die Meridiantransmission von Hand-*Yangming* (Dickdarm) intensiviert ist.

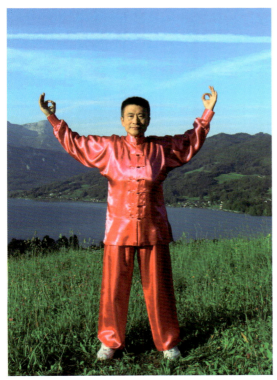

Distal-Übung

Anwendungsbereich

Diese Distal-Übung wirkt sich positiv auf Schultergegend und Brust aus. Das Schultergelenk wird von Bändern und Sehnen zusammengehalten; in der Schultergegend gibt es für die Bewegung der Schulter wichtige Muskeln wie z.B. den Deltamuskel (M. deltoideus), den großen Brustmuskel (Schlüsselbeinteil) und die Sehne des Obergrätenmuskels (M. supraspinatus), die bei Erkrankungen der Rotatorenmanschette (eine Verbindungsstelle, die für Schutz und Mobilität des Schultergelenks sorgt) am häufigsten betroffen ist. Daher ist diese Übung gut geeignet bei chronischen Schulterschmerzen, Sehnenscheidenentzündung der langen Bizepssehne oder bei Kalkschulter (Tendinosis calcarea), Degeneration von Sehnen und Schleimbeuteln, Schulterarthrose, Ausrenkungen (Luxationen) der Schulter, Verletzungen der Schulter, Sehnenabrissen im Bereich der Rotatorenmanschette etc.

Unter der Schulter liegt die Achselhöhle. In der Achselhöhle befinden sich viele Schweiß- und Talgdrüsen (Achseldrüsen) und Achsellymphknoten sowie Achselarterien. Funktionsstörungen in diesem Bereich werden durch die Distal-Übung ebenfalls reguliert und behoben, wenn man sie regelmäßig übt.

Hinweis: Die Achselhöhle ist eine wichtige Stelle, in der die Meridiantransmission der oberen Extremität problemlos durchgelassen oder blockiert werden kann. Alle Nervenfasern und Gefäße in der oberen Extremität müssen den kleinen Raum der Achselhöhle passieren, um abwärts zu den Fingern oder aufwärts zum Kopf zu gelangen. Normalweise spielt die Achselhöhle bei der sensorischen (afferenten) und motorischen (efferenten) Übertragung nur eine geringe Rolle. Wenn aber die Meridiantransmission aktiviert wird, werden die sensorischen und motorischen Erregungen stark gesteigert. Daher muss die Achselhöhle geöffnet werden, damit die Meridiantransmission zwischen Fingern und Zentrum ungehindert laufen kann. Das ist der Grund, warum bei Meridian-Dao Yin die Ellbogen und Achselhöhlen immer geöffnet sein sollen.

Intensive Übung für die proximale Meridiantransmission

Sie stehen mit nach außen gestreckten Armen. Führen Sie nun Ihre Arme mit leicht gebeugten Ellbogen nach vorne und heben Sie die Arme in dieser Stellung weit über den Kopf. Breiten Sie Ihre Arme über dem Kopf auseinander und bilden Sie ein V. Die Handflächen zeigen zueinander. Die Schultern locker lassen und diese Stellung für ein paar Minuten halten, dabei ruhig ein- und ausatmen.

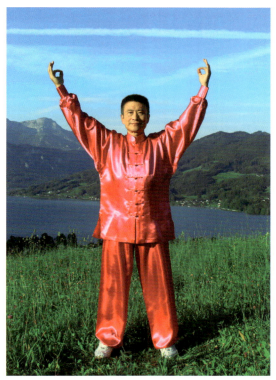

Proximal-Übung

Bewegen Sie Ihre Arme langsam hinunter bis auf Schulterhöhe. Gleichzeitig drehen Sie die Arme, sodass die Handflächen nach vorne schauen. Handgelenke und Ellbogen sind leicht nach hinten gebeugt. Dehnen Sie Ihre Arme in dieser gebeugten Haltung nach außen. Dabei ruhig ein- und ausatmen. Jetzt spüren Sie deutlich die gesamte Meridiantransmission von Hand-*Yangming* (Dickdarm).

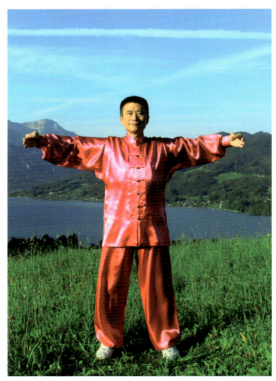

Proximal-Übung

Bewegen Sie Ihre Arme weiter nach unten bis auf Hüfthöhe. Die Hände bleiben etwa eine Faustbreit von der Hüfte entfernt. Die Handflächen zeigen zueinander. Drehen Sie Ihre Ellbogen in einer Gegenbewegung nach vorne. Dabei ruhig ein- und ausatmen. Die Meridiantransmission von Hand-*Yangming* (Dickdarm) ist noch immer spürbar.

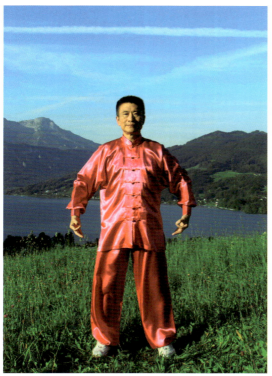

Proximal-Übung

Öffnen Sie nun Ihre Achseln, indem Sie mit den Armen einen Kreis bilden. Heben Sie die Arme in dieser Stellung bis auf Brustbeinhöhe und drehen Sie die Handflächen nach oben. Dehnen Sie die Arme nach vorne, damit die Außenseite der Arme leicht angespannt ist. Jetzt spüren Sie ein aktives Gefühl im Bereich der Schultern und an der Außenseite der Oberarme.

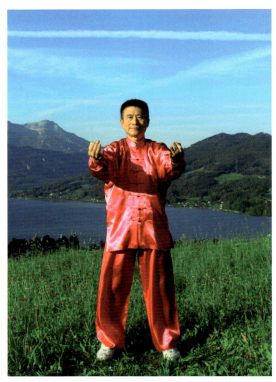

Proximal-Übung

Führen Sie die Hände über den Kopf und lassen Sie die Handflächen zueinander schauen. Öffnen Sie die Brust, indem Sie die Schulterblätter nach hinten ziehen. Ziehen Sie den Unterbauch leicht ein, damit Sie Ihr Becken nach vorne kippen können. Gleichzeitig sollten Sie spüren, dass durch die Anspannung der Bauchmuskulatur eine Organmassage ausgeübt wird: Die Bauchmuskulatur drückt auf die Organe, engt den Bauchraum ein und fördert die Durchblutung. Dadurch zirkuliert das Blut verstärkt in den Brustkorb. Halten Sie den Körper aufrecht. Wiederholen Sie diese Proximal-Übung 5–10 Minuten lang, um die Meridiantransmission von Hand-*Yangming* (Dickdarm) zu intensivieren.

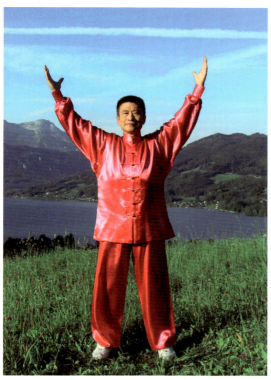

Proximal-Übung

Führen Sie die Finger über dem Kopf zusammen, bis sie sich berühren. Bewegen Sie die Ellenbogen nach hinten, damit die Achselhöhlen ganz geöffnet werden. Das Becken soll weiter leicht nach vorne gekippt sein, der Unterbauch eingezogen. Dann bringen Sie die Hände langsam vor dem Körper nach unten. Dabei entspannen Sie sich und atmen ruhig ein und aus.

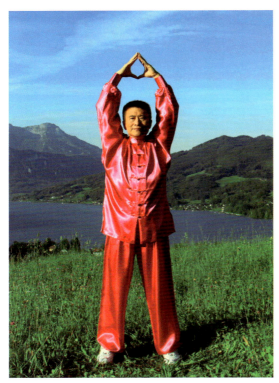

Proximal-Übung

Auf der Höhe des Unterbauchs lösen Sie die Finger voneinander und
bilden aus Daumen und Zeigefinger ein großes L, das wir Tigermaul
nennen. Machen Sie mit beiden Händen eine kreisförmige Bewegung
vor dem Unterbauch nach außen. Verlagern Sie Ihr Gewicht nach vorne
und gleichzeitig halten Sie Ihre Fußsohlen fest am Boden und bewegen nur Ihre Ferse nach außen. Dann kehrt die Ferse wieder in die
Ausgangsposition zurück. Diesen Vorgang nennen wir »Ausstreichen«.

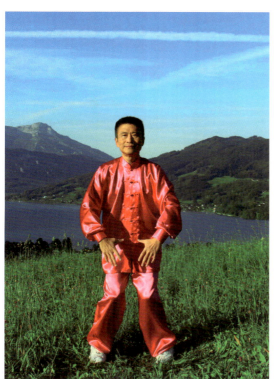

Proximal-Übung

Abschließend legen Sie beide Hände für ein paar Minuten auf den Unterbauch, die Daumen sind ineinander verschränkt. Männer legen die rechte Hand oberhalb der linken, Frauen umgekehrt. Dabei entspannen Sie sich und atmen ruhig ein und aus.

Nun ist diese Übung des Meridian-Dao Yin beendet, sie wirkt jedoch weiter. Der Sinn dieser Abschlussübung liegt darin, den Effekt der Meridiantransmission auf sich wirken zu lassen. Sie soll nach der Übung vom Körper übernommen und weiter verarbeitet werden. Man sollte diese Phase ruhig und entspannt absolvieren, damit die körperlichen Wirkungen störungsfrei ablaufen können.

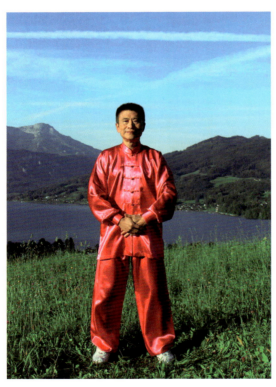

Schluss-Stellung

Anwendungsbereich

Diese Proximal-Übung wirkt positiv auf Schultergegend und das zentrale Nervensystem und ist gut geeignet bei allen chronischen Schulterbeschwerden, wie z.B. Schulterschmerzen, Schultergelenksentzündung (Omarthritis), Schultergelenksverwachsung, Entzündung oder Sehnenabrissen im Bereich der Schultergürtelmuskulatur, Schulterarthrose, Sehnenscheidenentzündung der langen Bizepssehne, Kalkschulter, Degeneration von Sehnen und Schleimbeuteln, Ausrenkungen (Luxationen) der Schulter und anderen Verletzungen der Schulter.

Zusammen mit der Distal-Übung kann zusätzlich zur körperlichen Aktivierung auch die geistige Leistungsfähigkeit und Belastbarkeit gefördert werden. Daher sind diese Übungen eine effektive Methode, um Ihren alltäglichen Stress abzubauen und Ihre Konzentrationsfähigkeit zu verbessern.

Hinweis: Wie schon erwähnt, wurde der Meridian anfänglich nach der Stelle der Extremitäten und der Eigenschaft des Yin und Yang bezeichnet. Die an Außen- oder Rückenseite verlaufenden Meridiane wurden mit Yang-Meridian benannt. Die drei Yang-Meridiane in der oberen Extremität, nämlich Hand-*Yangming* (Dickdarm), Hand-*Shaoyang* (Dreifach-Erwärmer) und Hand-*Taiyang* (Dünndarm), wirken sich auf einige zentrale Strukturen im Gehirn aus. Deswegen müssen wir zum Schluss »ausstreichen«, um die Punkte auf dem Nierenmeridian – sie befinden sich auf der Fußsohle – anzuregen. Damit werden Kopf und Fuß ganzheitlich aktiviert. Nach der traditionellen chinesischen Medizin ist die »Niere« ein grundlegendes Funktionssystem, das alle Organe unterstützt, nicht zu verwechseln mit dem Organ in der Schulmedizin. Wenn man vergleichen möchte, so entspricht die Niere in der traditionellen chinesischen Medizin ungefähr dem Rückenmarks-Nervensystem der Schulmedizin und dem Hormonsystem. Das ist der Grund dafür, dass durch die feste Reibung der Fußsohlen das zentrale Nervensystem im Gehirn und auch im Rückenmark ganzheitlich angeregt werden kann.

Spezielle Übungen zur Intensivierung der Fuß-Yangming-(Magen-)Meridiantransmission

Die Fuß-*Yangming*-(Magen-)Meridiantransmission wirkt mehrfach auf den Magen-Darm-Trakt, das zentrale Nervensystem, das Kreislaufsystem, das Koagulationssystem (Blutgerinnung), die Bronchien und die fünf Sinnesorgane. Die Wirkung wird über die mehrfache Innervation der betreffenden Systeme ermöglicht.

Alte Aufzeichnungen mit neuen Erkenntnissen erläutert

Im Werk »Kapitel 10: Meridian. Des Gelben Kaisers Klassiker für Klassische Akupunktur (Ling Shu Jing)« steht:

Der Magen-Fuß-Yangming-Meridian beginnt in der Nase, quert über die Nasenseite und verbindet sich mit dem Fuß-Taiyang-Meridian. Von dort läuft er an der Nasenseite abwärts bis zu den oberen Schneidezähnen. Dann zieht er zum Mundwinkel, geht um die Lippen herum, läuft zum Punkt Cheng Jiang des Ren-Meridians, läuft weiter zur Backe und abwärts zum Punkt Da Ying (8. Punkt des Magen-Meridians). Er läuft weiter zum Punkt Jia Che (3. Punkt des Magen-Meridians). Vor dem Ohrläppchen trifft er den Punkt Shang Guan des Gallenblasen-Meridians und verläuft weiter den Kopf hinauf und endet am Stirnknochen bei dem Punkt Tou Wei (1. Punkt des Magen-Meridians).

Die Hauptabzweigung beginnt vom Da Ying (8. Punkt des Magen-Meridians), verläuft am Kehlkopf abwärts bis zum Ren Ying (9. Punkt des Magen-Meridians), zieht sich in die supraklavikulare Tiefebene[61] hinein, durchbricht das Zwerchfell, verteilt sich am Magen und verbindet die Milz. Eine andere Abzweigung geht von der supraklavikularen Tiefebene abwärts über die Brustwarze an der Seite des Bauches und Nabels entlang bis zur Leiste, wo er vom Rumpf in die Oberschenkel übergeht.

Eine andere Abzweigung läuft vom Magen abwärts, durch den Unterbauch erreicht sie die Leiste, und über Punkt Bi Guan (31. Punkt des Magen-Meridians) verläuft sie weiter zum Punkt Fu Tu (32. Punkt des

---

61 Supraklavikulare Tiefebene, liegt oberhalb des Schlüsselbeins und geht in den Hals über.

Magen-Meridians) und zieht durch die Kniescheibe, läuft entlang des Schienbeines bis zum äußeren Nagelwinkel der zweiten Zehe.

Eine kleine Abzweigung entspringt am Zu Shan Li (36. Punkt des Magen-Meridians), zieht lateral von der oberen Abzweigung abwärts und endet am äußeren Nagelwinkel der dritten Zehe.

Die kleinste Abzweigung zieht vom Chong Yang (42. Punkt des Magen-Meridians), der im Sprunggelenk liegt, bis zur Großzehe.

An dieser Aufzeichnung kann man deutlich erkennen, dass die Fuß-*Yangming*-(Magen-)Meridiantransmission aus mehreren Teilen, nämlich verschiedenen Innervationen besteht. Der Verlauf von der Nase bis zum Stirnknochen im Kopfbereich zeigt vorwiegend die sensomotorischen Impulse des N. trigeminus. Dieser sogenannte »Drillingsnerv« enthält allgemein-somatosensible und speziell-viszeromotorische Fasern und teilt sich in drei Hauptäste:

Den Augennerv (Nervus ophthalmicus), der die Stirn, Tränendrüse, Augenbindehaut, Augenwinkel, Siebbein und Teile der Nase sensibel versorgt.

Außerdem den Oberkiefernerv (Nervus maxillaris), der insbesondere die Oberkieferregion, die Zähne des Oberkiefers, den Gaumen und Teile der Gesichtshaut versorgt. Von ihm zweigt ein Ast des N. infraorbitalis ab. Er innerviert die Nasenflügelgegend.

Schließlich der Unterkiefernerv (Nervus mandibularis), der die sensible und motorische Kaumuskulatur, die Zunge, den Mundboden sowie die Haut über dem Unterkiefer versorgt. Von ihm zweigt ein Ast des N. mentalis ab. Er innerviert die Unterlidgegend.

Die Hauptabzweigung vom Da Ying (8. Punkt des Magen-Meridians) im Bereich des Unterkiefers bis zum Magen und zur Milz entspricht hauptsächlich den sensomotorischen Impulsen des Plexus gastricus (Nervengeflecht des Magens), dem enterischen Nervensystem und N. vagus.

Die Abzweigung von der supraklavikularen Tiefebene abwärts bis zur Leiste steht in enger Verbindung mit den sogenannten Head-Zonen[62]. Die Abzweigung vom Magen abwärts bis zum äußeren Nagelwinkel der zweiten Zehe hängt mit vielen Nerven wie z. B. dem Plexus lumba-

---

62 Unter Head-Zonen versteht man die Hautareale der sogenannten »Organ-Haut-« (viszero-kutanen) Reflexe. Der englische Neurologe Henry Head (1917) fand heraus, dass die Innervation eines Organs und seines kutanen Projektionsareals konstant über die gleiche Spinalnervenwurzel verlaufen. Nach ihm werden diese Hautzonen heute »Head-Zonen« genannt.

lis, Plexus sacralis, N. femoralis und N. saphenus zusammen. Die letzten zwei kleinen Abzweigungen transportieren überwiegend die sensomotorischen Impulse des N. peroneus superficialis.

Normalerweise werden aber diese unterschiedlichen Innervationen nicht gleichzeitig gefördert und aktiviert. Nur wenn sie durch eine spezielle Methode wie z. B. Meridian-Dao Yin stimuliert werden, kann eine longitudinale Übertragung hervorgerufen werden. Dann werden alle daran beteiligten Nervenfasern zur gleichen Zeit mit gleich hoher Aktivität harmonisch zusammenarbeiten und positiv auf den bestimmten Körperteil sowie Organe und Zentren wirken.

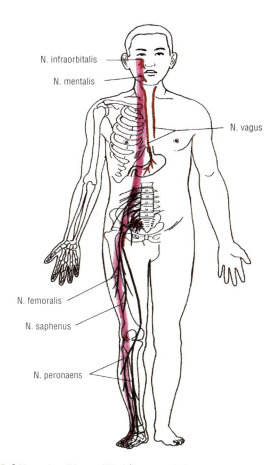

N. infraorbitalis

N. mentalis

N. vagus

N. femoralis

N. saphenus

N. peronaens

Fuß-Yangming-(Magen-)Meridiantransmission

Intensive Übung für die Fuß-Yangming-(Magen-)-Meridiantransmission

Bogen-Übung

Stellen Sie Ihre Füße parallel in Faustbreite und beugen Sie leicht Ihre Knie. Halten Sie den Oberkörper aufrecht und lassen Sie das Becken nach vorne kippen, damit Sie den Unterbauch einziehen können. Ihre Arme befinden sich seitlich neben den Oberschenkeln, die Ellenbogen sind leicht gebeugt. Beide Daumen und Zeigefinger berühren einander und bilden einen Ring. Die Fingerspitzen zeigen zum Boden. Jetzt spüren Sie ein leichtes aktives Gefühl entlang der Außenseite der Oberarme und im Speichenbereich der Unterarme bis zum Ring der Finger. Das zeigt, dass die Meridiantransmission von Fuß–*Yangming* (Magen) aktiviert ist.

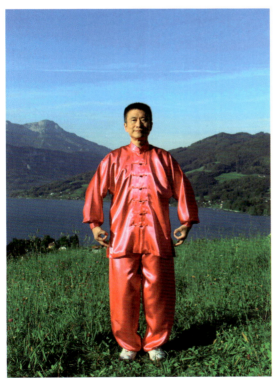

Bogen-Übung

Beugen Sie Ihre Knie jetzt etwas tiefer und lassen Sie das Becken weiter nach vorne gekippt. Gleichzeitig bewegen Sie Ihr Kreuz (Lenden-wirbelsäule) nach hinten, bis Oberschenkel, Hüfte und Lendenwirbel-säule wie in einem Bogen rückwärts gespannt sind.

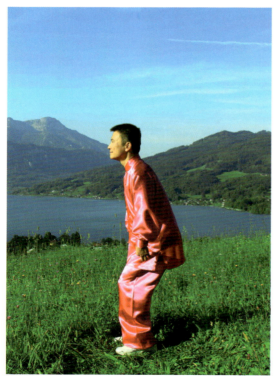

Bogen-Übung

Dann führen Sie Oberschenkel und Hüfte langsam so weit nach vorne, bis Unterschenkel, Oberschenkel und Hüfte wie in einem Bogen vorwärts gespannt sind. Dann richten Sie sich langsam auf und bringen Ihren Körper wieder in die Grundstellung zurück. Gleichzeitig mit der Hüftbewegung führen die Arme seitlich neben dem Körper eine kleine kreisförmige Bewegung von hinten nach vorne und wieder zurück durch. Wiederholen Sie die Bogen-Übung 5–10 Minuten lang.

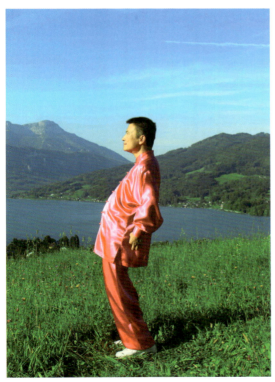

Bogen-Übung

Der Schwerpunkt dieser Grundstellungsübung liegt in dem vorwärts gespannten Bogen. Das heißt, wenn Oberschenkel und Hüfte langsam nach vorne geführt werden, bis Unterschenkel, Oberschenkel und Hüfte wie in einem Bogen vorwärts gespannt sind, dann muss sich der Oberkörper in der Folge nach hinten bewegen. So wird die Fuß-*Yangming*-(Magen-)Meridiantransmission in Bereitschaft versetzt und kann sofort voll aktiviert werden. Diese Meridiantransmission besteht aus mehreren verschiedenen Innervationen. Die Hauptabzweigung vom Da Ying (8. Punkt des Magen-Meridians) im Bereich des Unterkiefers bis zum Magen und zur Milz – auch als innerer Verlauf bezeichnet – ist dabei am wichtigsten, aber auch schwer zu aktivieren, weil ihre Meridiantransmission überwiegend durch die sensomotorischen Impulse des enterischen Nervensystems und Plexus gastricus hervorgerufen wird und deren Aktivität mit gewöhnlichen Methoden nahezu unbeeinflussbar ist.

Intensive Übung für die distale Meridiantransmission

Lösen Sie den Daumen-Zeigefinger-Ring und bilden Sie das Tigermaul (Daumen und übrige Finger bilden in gestreckter Haltung einander gegenüberstehende »L« vor dem Unterbauch). Die Schultern locker lassen. Ellenbogen nach vorne drehen, damit die Achselhöhlen geöffnet werden. Ruhig ein- und ausatmen.

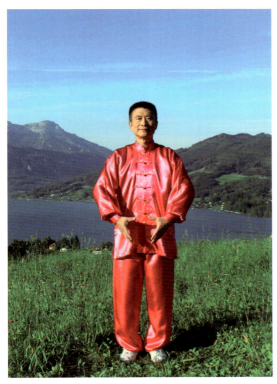

Distal-Übung

Verlagern Sie das Gewicht auf das linke Bein und heben Sie die rechte Ferse vom Boden ab. Gleichzeitig werden die Hände auseinandergezogen. Die linke Hand bewegt sich mit gestreckten Fingern vor dem Körper nach unten, die rechte nach oben. Durch diese Handbewegung wird das Tigermaul gelöst. Die Finger beider Hände bleiben gestreckt. Das linke Bein ist gestreckt. Jetzt drücken Sie die Zehen des rechten Fußes fest in den Boden. Nun ist die Fuß-*Yangming*-(Magen-)Meridiantransmission im rechten Fuß und Unterschenkel zu spüren.

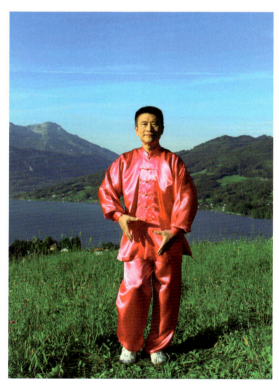

Distal-Übung

Stellen Sie die rechte Ferse wieder auf den Boden und verlagern Sie das Gewicht auf den rechten Fuß. Heben Sie die linke Ferse vom Boden ab. Gleichzeitig werden die Hände auseinandergezogen. Die rechte Hand bewegt sich mit gestreckten Fingern vor dem Körper nach unten, die linke nach oben. Die Finger beider Hände bleiben gestreckt. Das rechte Bein ist ebenfalls gestreckt. Jetzt drücken Sie die Zehen des linken Fußes fest in den Boden. Nun ist die Fuß-*Yangming*-(Magen-)Meridiantransmission im linken Fuß und Unterschenkel zu spüren.

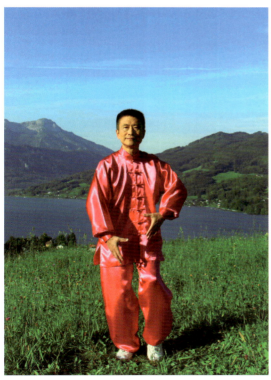

Distal-Übung

Verlagern Sie das Gewicht wieder auf das linke Bein und heben Sie die rechte Ferse vom Boden ab. Beugen Sie das linke Knie, damit die Fuß-*Yangming*-(Magen-)Meridiantransmission im linken Bein zu spüren ist. Der Oberkörper dreht nach rechts. Gleichzeitig werden die Hände auseinandergezogen. Die linke Hand bewegt sich mit gestreckten Fingern vor dem Körper nach unten, die rechte nach oben. Die Finger beider Hände bleiben gestreckt. Drücken Sie die Zehen des rechten Fußes fest in den Boden, um die Meridiantransmission von Fuß-*Yangming* (Magen) im rechten Fuß und Unterschenkel zu aktivieren. In beiden Beinen ist die Meridiantransmission wahrzunehmen.

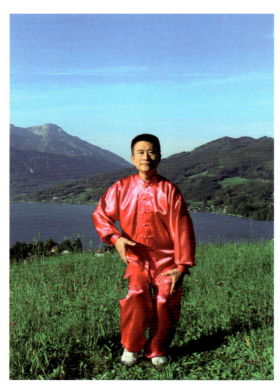

Distal-Übung

Verlagern Sie das Gewicht wieder auf das rechte Bein, beide Knie sind leicht gebeugt. Heben Sie die linke Ferse vom Boden ab. Beugen Sie das rechte Knie, damit die Fuß-*Yangming*-(Magen-)Meridiantransmission im rechten Bein zu spüren ist. Der Oberkörper dreht nach links. Gleichzeitig werden die Hände auseinandergezogen. Die rechte Hand bewegt sich mit gestreckten Fingern vor dem Körper nach unten, die linke nach oben. Die Finger beider Hände bleiben gestreckt. Drücken Sie die Zehen des linken Fußes fest in den Boden, um die Fuß-*Yangming*-(Magen-)Meridiantransmission im linken Fuß und Unterschenkel zu aktivieren. In beiden Beinen sind Meridiantransmissionen wahrzunehmen.

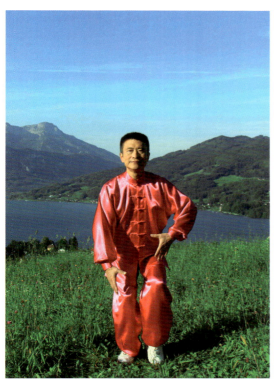

Distal-Übung

Verlagern Sie das Gewicht wieder auf die linken Zehen und rollen Sie den Fuß zur Ferse ab. Heben Sie die rechte Ferse vom Boden ab. Gleichzeitig werden die Hände auseinandergezogen. Die linke Hand bewegt sich mit gestreckten Fingern vor dem Körper nach unten, die rechte nach oben. Das linke Knie bleibt gebeugt, damit die Fuß-*Yangming*-(Magen-)Meridiantransmission im linken Bein aktiviert bleibt. Der Oberkörper dreht nach rechts. Kippen Sie das Becken nach vorne, die Finger beider Hände bleiben gestreckt. Drücken Sie die Zehen des rechten Fußes noch fester in den Boden, um die Fuß-*Yangming*-(Magen-)Meridiantransmission im rechten Fuß und Unterschenkel zu intensivieren. Nun werden Sie in beiden Beinen noch deutlichere Meridiantransmissionen wahrnehmen.

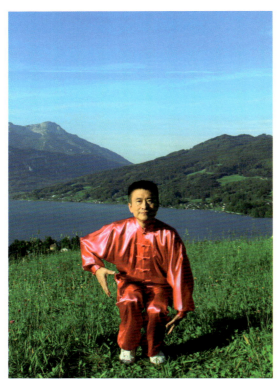

Distal-Übung

Verlagern Sie das Gewicht wieder auf die rechten Zehen und rollen Sie den Fuß zur Ferse ab. Heben Sie die linke Ferse vom Boden ab. Gleichzeitig werden die Hände auseinandergezogen. Die rechte Hand bewegt sich mit gestreckten Fingern vor dem Körper nach unten, die linke nach oben. Das rechte Knie bleibt gebeugt, damit die Fuß-*Yangming*-(Magen-)Meridiantransmission im rechten Bein aktiviert bleibt. Der Oberkörper dreht nach links. Kippen Sie das Becken nach vorne, die Finger beider Hände bleiben gestreckt. Drücken Sie die Zehen des linken Fußes noch fester in den Boden, um die Fuß-*Yangming*-(Magen-)Meridiantransmission im linken Fuß und Unterschenkel zu intensivieren. Nun werden Sie in beiden Beinen noch deutlichere Meridiantransmission wahrnehmen.

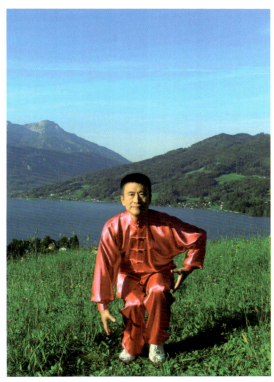

Distal-Übung

Rollen Sie den linken Fuß von den Zehen zur Ferse ab. Senken Sie den linken Arm ab und gehen Sie im Zehenstand tief in die Hocke. Die Handinnenflächen zeigen zu den Unterschenkeln. Kehren Sie in die Ausgangsposition zurück und wiederholen Sie diese Distal-Übung 5–10 Minuten lang, um die Fuß-*Yangming*-(Magen-)Meridiantransmission zu intensivieren.

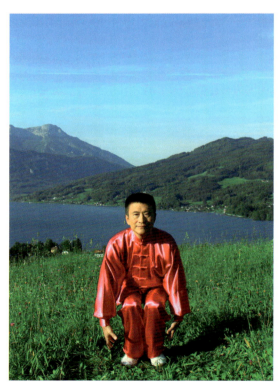

Distal-Übung

Anwendungsbereich

Unsere Beine sind ein sehr wichtiger Körperteil. Bei einem durchschnittlichen Erwachsenen macht die untere Extremität (beide Beine zusammen) gut 40 Prozent des Körpergewichts aus. In der traditionellen chinesischen Medizin wird unsere untere Extremität als Fuß bezeichnet. Der Fuß leistet den Hauptbeitrag zur Fortbewegung und ist die solide Basis für das ganzheitliche Wohlbefinden.

Diese Distal-Übung dient dazu, dass die Nervenversorgung der unteren Extremität durch die Fuß-*Yangming*-(Magen-)Meridiantransmission intensiv aktiviert wird, damit sich die gesamte Muskulatur, Bänder, Blutgefäße etc. besser regenerieren können. Daher ist diese Übung gut geeignet bei Thrombose (verlangsamter Blutzirkulation oder Stauung von Blut in den Beinvenen), Krampfadern, Venenentzündung, Durchblutungsstörung im Bein, Restless-Legs-Syndrom (Wittmaack-Ekbom-Syndrom), chronischer Entzündung eines Schleimbeutels im Kniebereich, Bänderzerrung, Schwellung im Unterschenkel, Verletzung des geraden Oberschenkelmuskels, Hüftverletzungen etc.

Hinweis: Die Übung sollte sanft ausgeführt werden. Am Anfang kann es passieren, dass die Beine sich nach dem Üben leicht müde fühlen. Das ist völlig normal, weil die meisten von uns durch einen sitzenden Beruf und Mangel an Bewegung über eine schwache Beinmuskulatur verfügen. Sie können und sollen in diesem Fall weiter üben. Es lohnt sich, wenn Sie konsequent sind und sich am Anfang ein wenig anstrengen.

Intensive Übung für die proximale Meridiantransmission

Richten Sie sich auf und stellen Sie Ihre Fersen in Faustbreite ab. Drehen Sie Ihre Zehen nach außen. Die Knie leicht beugen und das Becken nach vorne kippen, damit Sie den Bauch einziehen können. Lassen Sie die Finger einander berühren, sodass der Daumen über den anderen vier Fingern zu liegen kommt, und bilden Sie so eine offene Faust. Heben Sie die offene Faust im Abstand von etwa zwei Faustbreiten vor den Unterbauch. Ellenbogen nach vorne drehen und die Schultern locker lassen. Dabei ruhig ein- und ausatmen.

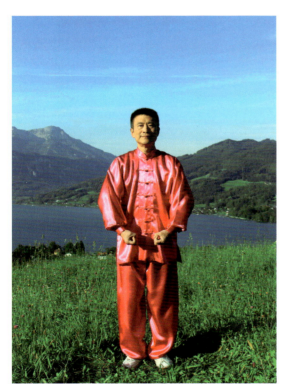

Proximal-Übung

Gehen Sie in die halbe Hocke und drehen Sie Ihre Knie nach außen. Während Sie die offenen Fäuste mit leicht gebeugten Ellenbogen kreisförmig nach außen bewegen, dehnen Sie die Arme mit innerer Kraft (einer gewissen Anspannung), sodass ein aktives Gefühl an den vorderen Kanten der Arme, die sich nun außen befinden, zu spüren ist. Das zeigt, dass die Meridiantransmission von Hand-*Yangming* (Dickdarm) aktiviert ist. Verlagern Sie das Gewicht nach vorne; die Vorderkanten der Beine sind jetzt nach außen gedreht, ein aktives Gefühl an den vorderen Kanten der Beine sollte jetzt deutlich spürbar sein. Das bedeutet, dass die Fuß-*Yangming*-(Magen-)Meridiantransmission stimuliert ist. Dabei ruhig ein- und ausatmen.

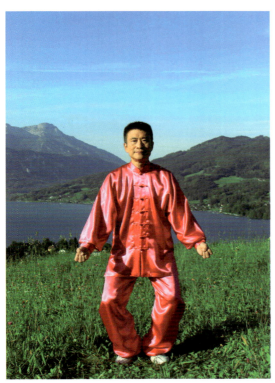

Proximal-Übung

Gehen Sie tiefer in die Hocke, die Knie sind nach außen gedreht. Heben Sie die Fersen vom Boden ab und verlagern Sie das Gewicht auf die Zehenspitzen. Jetzt spüren Sie in den äußeren Seiten der Beine das stark aktive Gefühl der Fuß-*Yangming*-(Magen-)Meridiantransmission. Das bedeutet, dass die Meridiantransmission intensiviert ist. Gleichzeitig führen Sie Ihre Arme mit den offenen Fäusten nach außen, bis die Arme durchgesteckt sind. Nun ist die Meridiantransmission von Hand-*Yangming* (Dickdarm) ebenfalls intensiviert. Die Hand- und Fuß-*Yangming*-(Magen-)Meridiantransmissionen werden jetzt zeitgleich übertragen und verstärken sich gegenseitig. Dabei ruhig ein- und ausatmen.

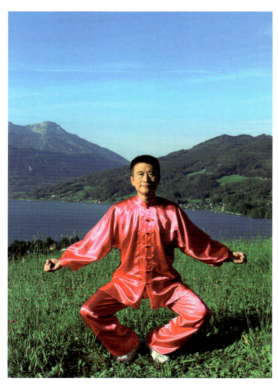

Proximal-Übung

Stehen Sie langsam auf und führen Sie die Arme weiter nach hinten. Dann drehen Sie Ihre Unterarme nach unten, die offenen Fäuste werden mit einer kreisförmigen Bewegung nach hinten geführt, bis die Innenseiten der Arme zum Boden zeigen. Atmen Sie ruhig ein und aus.

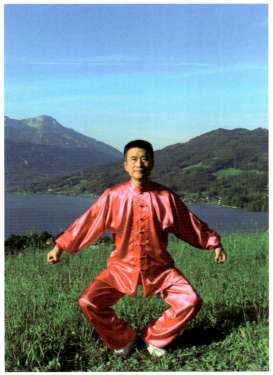

Proximal-Übung

Richten Sie sich langsam auf und halten Sie das Gewicht vorne.
Bleiben Sie im Zehenstand. Führen Sie die offenen Fäuste in einer
kreisförmigen Bewegung zum Körper, bis die Handflächen zum
Körper schauen. Dabei ruhig ein- und ausatmen.

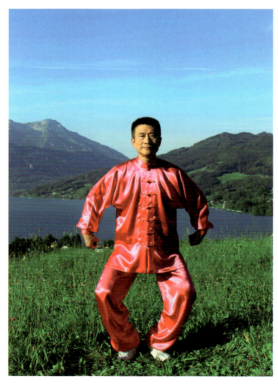

Proximal-Übung

Stehen Sie wieder aufrecht mit beiden Fußflächen am Boden. Die Knie sind leicht gebeugt und das Becken nach vorne gekippt. Bringen Sie die offenen Fäuste nach vorne vor den Unterbauch. Dabei ruhig ein- und ausatmen.

Wiederholen Sie diese Proximal-Übung 5–10 Minuten lang, um die körpernahe Fuß-*Yangming*-(Magen-)Meridiantransmission zu intensivieren.

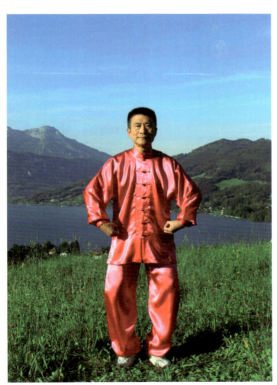

Proximal-Übung

Abschließend legen Sie beide Hände für ein paar Minuten auf den Unterbauch, die Daumen sind ineinander verschränkt. Männer legen die rechte Hand oberhalb der linken, Frauen umgekehrt. Dabei entspannen Sie sich ein paar Minuten und atmen ruhig ein und aus.

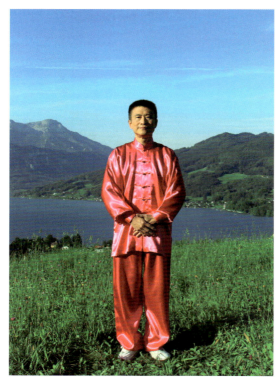

Schluss-Stellung

Anwendungsbereich

Die unteren Extremitäten sind aus verschiedenen Geweben und Strukturen aufgebaut. Sie umfassen Gesäß, Hüftgelenk, Oberschenkel, Knie, Unterschenkel, Fuß, Zehen und die dazugehörigen Knochen, Muskeln, Sehnen, Gelenke, Bänder, Hautüberzug, Nerven, Blutgefäße und Lymphgefäße.

Die zentrale Aufgabe dieser proximalen Übung ist es, die Nervenversorgung durch longitudinale sensomotorische Impulse zu aktivieren. Diese verlaufen entlang der vorderen und äußeren Zone der unteren Extremitäten. Mit der Übung wird die Zusammenarbeit aller Strukturen gefördert und Beschwerden im Bein werden gebessert.

Zusammen mit der Bogen- und Distal-Übung wirkt sich die Übung positiv auf die psychosomatischen Vorgänge zwischen Nervenversorgung und Muskulatur, Blutgefäßen und Haut aus. Außerdem wird das Kreislauf-System aktiviert.

Daher kann man mit diesen speziellen Meridianübungen bei Hüftbeschwerden, Knie- und Fußproblemen, Muskel- und Bänderverletzungen sowie Kreislaufstörungen, Müdigkeit, Unwohlsein, schlechter Konzentrationsfähigkeit, Depression, Appetitverlust, Verdauungsproblemen, aber auch Schlaflosigkeit, Immunschwäche etc. sehr gut helfen.

Stärken Sie Ihre Beine, stärken Sie Ihr Leben!

Spezielle Übungen zur Intensivierung der Hand-Shaoyang-(Dreifach-Erwärmer-)Meridiantransmission

Alte Aufzeichnungen mit neuen Erkenntnissen erläutert

Im Werk »Kapitel 10: Meridian. Des Gelben Kaisers Klassiker für Klassische Akupunktur (Ling Shu Jing)« steht:

> Der Dreifach-Erwärmer-Hand-Shaoyang-Meridian beginnt am äußeren Nagelwinkel des Ringfingers, verläuft zwischen dem 4. und 5. Mittelhandknochen am Handrücken aufwärts bis zum Handgelenk, zwischen Elle und Speiche zieht er vom Unterarm weiter nach oben, über den Ellenbogen bis zur Schulter, wo er dorsal den Gallenblasen-Meridian trifft, dann in die supraklavikulare Tiefebene hinein. Von dort geht er abwärts zur Mitte der Brust und verteilt sich um die Herzbeutelgefäße herum, durchbricht das Zwerchfell und verbindet schließlich den Oberen, Mittleren und Unteren Erwärmer.

Viele Theorien und viele Begriffe in der traditionellen chinesischen Medizin sind hauptsächlich auf die praktischen Erfahrungen und das damalige medizinische Wissen aufgebaut. Da sich aber Krankheiten ständig verändern, muss sich auch die Medizin immer weiter entwickeln. Traditionelle Begriffe müssen modernisiert werden, um anwendbar zu sein.

Bei der Hand-*Shaoyang*-(Dreifach-Erwärmer-)Meridiantransmission wird der Verlängerungsreflex intensiviert. Der Verlängerungsreflex beruht auf dem Muskeldehnungsreflex: Bei Dehnung der Muskelfaser wird in ihrer Muskelspindel an der dazugehörigen Nervenendigung ein Aktionspotential ausgelöst. Die Muskelspindel dient der Längenmessung der Muskulatur und befindet sich parallel zu den Muskelfasern der Arbeitsmuskulatur. Dadurch wird die Muskelspindel bei Dehnung des Muskels mit gedehnt und aktiviert. Das Aktionspotential gelangt zum Hinterhorn des entsprechenden Rückenmarkabschnitts, wo schließlich im Vorderhorn liegende α-Motoneuronen eine Muskelkontraktion hervorrufen. So wird durch die Übung die vorgegebene Muskelfaserlänge wiederhergestellt.

Die Hand-*Shaoyang*-(Dreifach-Erwärmer-)Meridiantransmission entsteht hauptsächlich durch die Aktivierung des Plexus cervicalis, N. radialis (Speichen-Nerv) und vieler anderer Nervenäste, die für die Armstreckung zuständig sind. Der N. radialis besteht aus Fasern der Rückenmark-Segmente C5 bis Th1 und innerviert alle Strecker des Ober- und Unterarms. Während der Übungen zur Intensivierung der Hand-*Shaoyang*-(Dreifach-Erwärmer-)Meridiantransmission werden viele Bewegungen in gebeugter und dann gestreckter Armhaltung abwechselnd durchgeführt. Dadurch werden die Strecker-Muskulatur des gesamten Arms gedehnt, somit die entsprechende Muskelspindel und die dazugehörige Nervenendigung aktiviert und schließlich die an der Hand-*Shaoyang*-(Dreifach-Erwärmer-)Meridiantransmission mitbeteiligten Nervenfasern stimuliert.

Nach der Praxis von Meridian-Dao Yin stimmt der Verlauf im Werk mit der Übungen der Hand-*Shaoyang*-(Dreifach-Erwärmer-)Meridiantransmission überein. Allerdings fehlen für die Auslegung »Er durchbricht das Zwerchfell, schließlich verbindet er Oberen, Mittleren und Unteren Erwärmer« noch weitere Belege aus der Neuroanatomie.

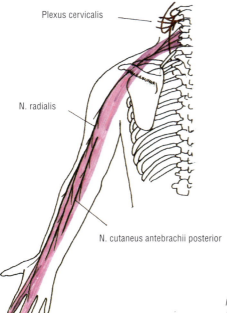

Plexus cervicalis

N. radialis

N. cutaneus antebrachii posterior

*Hand-Shaoyang-(Dreifach-Erwärmer-)
Meridiantransmission*

Intensive Übung für die Hand-Shaoyang-(Dreifach-Erwärmer-)Meridiantransmission

Bogen-Übung

Stellen Sie Ihre Füße parallel in Schulterbreite und beugen Sie leicht Ihre Knie. Halten Sie den Oberkörper aufrecht. Lassen Sie das Becken nach vorne kippen, damit Sie den Unterbauch einziehen können, und legen Sie Ihre Handflächen vor dem Schambein übereinander (Männer die rechte Hand unterhalb, die linke Hand mit der Handfläche nach oben schauend darüber und Frauen umgekehrt). Die beiden Daumenspitzen berühren einander. Drehen Sie Ihre Ellbogen nach vorne, damit die Achselhöhlen geöffnet werden und die Arme sich vor dem Körper in einer vertikalen Linie befinden. Dehnen Sie bei unveränderter Armstellung nach außen, damit Sie ein leichtes aktives Gefühl entlang der Mitte der Oberarme spüren. Das zeigt, dass die Meridiantransmission von Hand-*Shaoyang* (Dreifach-Erwärmer) schon in Bereitschaft ist und leicht aktiviert werden kann. Atmen Sie ruhig ein und aus.

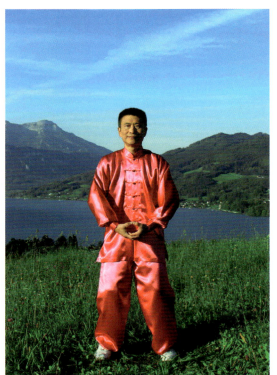

Bogen-Übung

Beugen Sie Ihre Knie jetzt noch etwas tiefer und lassen Sie das Becken weiter nach vorne gekippt. Gleichzeitig bewegen Sie Ihr Kreuz (Lendenwirbelsäule) so weit nach hinten, bis Oberschenkel, Hüfte und Lendenwirbelsäule wie in einem Bogen rückwärts gespannt sind.

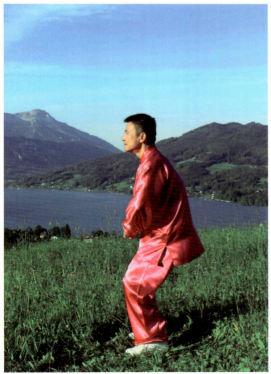

Bogen-Übung

Dann führen Sie Oberschenkel und Hüfte langsam so weit nach vorne, bis Unterschenkel, Oberschenkel und Hüfte wie in einem Bogen vorwärts gespannt sind. Dann richten Sie sich langsam auf und bringen Ihren Körper wieder in die Grundstellung zurück. Gleichzeitig mit der Hüftbewegung führen die Arme seitlich neben dem Körper eine kleine kreisförmige Bewegung von hinten nach vorne und wieder zurück durch. Wiederholen Sie diese Bogen-Übung 5–10 Minuten lang.

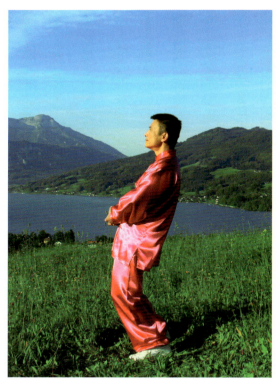

Bogen-Übung

Intensive Übung für die distale Meridiantransmission

Sie stehen aufrecht mit den aufeinander liegenden Händen vor dem
Unterbauch. Ziehen Sie nun zuerst die Hände bei gebeugten Armen so
weit auseinander, bis sich die Fingerspitzen neben den Beinen befinden.
Dann nur die Unterarme weiterbewegen, bis die Arme ganz durchge-
streckt sind. Jetzt ist die Meridiantransmission von Hand-*Shaoyang*
(Dreifach-Erwärmer) entlang der Mitte der Unterarme deutlich spürbar.
Gleichzeitig spüren Sie ein warmes Gefühl in Ihren Händen, als wären
sie angeschwollen. Nun entspannen Sie Ihre Schultern und strecken
Sie die Arme durch und die Finger aus. Die Meridiantransmission von
Hand-*Shaoyang* (Dreifach-Erwärmer) sollte sich jetzt verstärkt nach
oben bis zur Schulter und in den Nacken ausweiten. Atmen Sie ruhig
ein und aus.

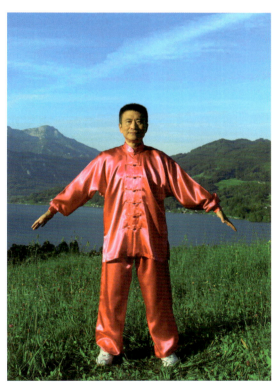

Distal-Übung

Halten Sie die ausgestreckten Arme im 45-Grad-Winkel seitlich neben dem Körper und den Nacken in einer geraden und senkrechten Haltung. Damit bleibt der Kopf gerade. Die Schultern dabei immer lockerlassen. Jetzt bewegen Sie Ihre Hände (nicht die Arme) langsam gestreckt nach oben, bis die Handflächen warm werden und ein starkes Ziehen in Mittel- und Ringfinger spürbar ist. Dabei atmen Sie ruhig ein und aus. Bewegen Sie Ihre Hände (nicht Arme) so weit wie möglich nach oben, bis alle Finger, die Handflächen, Handgelenke und die Innenseiten der Oberarme warm werden und ein starkes Ziehen spürbar ist. Das zeigt, dass die Meridiantransmission von Hand-*Jueyin* (Herzbeutel) stark aktiviert wurde. Dabei atmen Sie ruhig ein und aus.

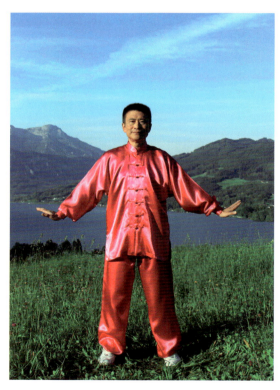

Distal-Übung

Lassen Sie jetzt Ihre Hände locker fallen, bis sie ganz gestreckt sind;
die Handflächen zeigen zum Körper. Bewegen Sie dann die Hände
langsam zum Körper, indem Sie das Handgelenk kippen, bis ein aktives
Gefühl vom Mittelfinger ausgehend (möglicherweise auch Zeige- und
Ringfinger) entlang der Mitte der äußeren Unterarme deutlich spür-
bar ist. Das bedeutet, dass die Meridiantransmission von Hand-*Shaoyang*
(Dreifach-Erwärmer) sehr stark stimuliert wurde.
Wiederholen Sie diese Bewegung der Hände 5–10 Minuten lang, um die
Meridiantransmission von Hand-*Shaoyang* (Dreifach-Erwärmer) sowie
Hand-*Jueyin* (Herzbeutel) abwechselnd zu intensivieren.

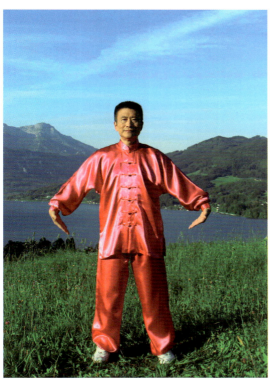

Distal-Übung

Anwendungsbereich

Heutzutage spricht man bei gesundheitlichen Problemen gern und viel über Qi oder Energie. Oft erweckt das den Eindruck, als ob wir moderne Menschen mit diesem Begriff alle Beschwerden lösen könnten. In Wirklichkeit ist Qi ein alter, nicht präziser Begriff für den Funktionszustand eines Körperteils oder eines Organs. Bei der Erklärung der speziellen Meridian-Übungen sprechen wir dagegen von sensomotorischen Impulsen, wie es auch dem aktuellen Stand der Medizin entspricht und außerdem die charakteristische Eigenschaft des Meridians beschreibt.

Die sensomotorischen Impulse im Bereich der äußeren oberen Extremität stehen nach somatotopischer Gliederung in einem engen Zusammenhang mit bestimmten Hirnnerven. Das erklärt, warum sich die Hand-*Shaoyang*-(Dreifach-Erwärmer-)Meridiantransmission positiv auf die Beschwerden im Bereich des seitlichen Kopfes auswirkt. Sie ist günstig bei Migräne, Gesichtszucken, Gesichtslähmung, Gesichtsneuralgie, Gesichtsatrophie, Trigeminusneuralgie, Ohrensausen, Zervikalsyndrom, Verspannung im Bereich des Nackens und der Schulter, Steifhals und ähnlichen Beschwerden.

Außerdem ist diese Übung gut geeignet bei Fingerarthrose, Entzündung des Handwurzelgelenks, Karpaltunnelsyndrom, Sehnenscheidenentzündung, Verkalkung der Supraspinatussehne, Tennisarm etc.

Intensive Übung für die proximale Meridiantransmission

Heben Sie Ihre Arme mit den gebeugten Ellbogen vor dem Körper bis auf Schulterhöhe. Die Arme sind in Rundstellung, die Handflächen schauen zum Körper. Ziehen Sie den Unterbauch leicht ein, damit Sie Ihr Becken nach vorne kippen können. Lassen Sie die Schultern locker und dehnen (nicht bewegen) Sie die Arme in Rundhaltung nach außen, damit die Meridiantransmission von Hand-*Shaoyang* (Dreifach-Erwärmer) aktiviert wird.

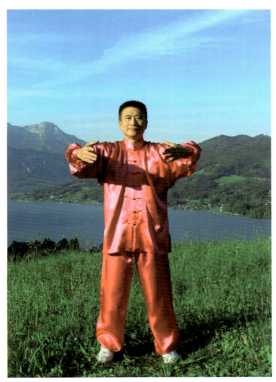

Proximal-Übung

Drehen Sie den Oberkörper um 45 Grad nach links, gleichzeitig berühren Mittelfinger und Daumen einander und bilden einen Ring.
Öffnen Sie den Brustkorb. Dehnen Sie Ihre Schulter nach hinten, ohne
die Arme zu bewegen, damit Sie ein aktives Gefühl von den Schulterblättern entlang der inneren Armseite spüren können. Das heißt, dass
die Meridiantransmission von Hand-*Shaoyang* (Dreifach-Erwärmer)
und von Hand-*Shaoyin* (Herz) erfolgreich stimuliert wurde. Dabei
ruhig ein- und ausatmen.

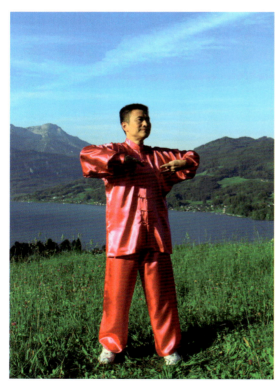

Proximal-Übung

Öffnen Sie langsam die Arme, bis ein großer Ball gerade noch gehalten werden könnte. Die Brust streckt sich nach vorne, die Schulterblätter jedoch nicht zurückziehen. Dann lösen Sie den Ring aus Mittelfinger und Daumen. Dabei atmen Sie ruhig ein und aus.

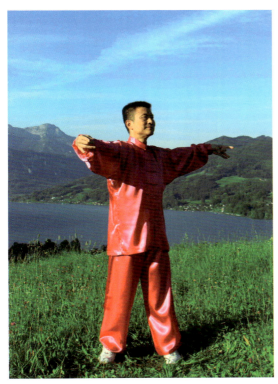

Proximal-Übung

Drehen Sie den Oberkörper um 45 Grad nach rechts zurück, bis der Körper wieder nach vorne gerichtet ist. Ziehen Sie die Arme wieder zum Körper, gleichzeitig bilden Sie wieder aus Mittelfinger und Daumen einen Ring. Dann drehen Sie den Oberkörper um weitere 45 Grad nach rechts. Öffnen Sie den Brustkorb. Drehen Sie Ihre Schulter aus, damit Sie ein aktives Gefühl von den Schulterblättern entlang der inneren Armseite spüren können. Das heißt, dass die Meridiantransmission von Hand-*Shaoyang* (Dreifach-Erwärmer) und auch von Hand-*Shaoyin* (Herz) gut stimuliert wurde. Dabei ruhig ein- und ausatmen.

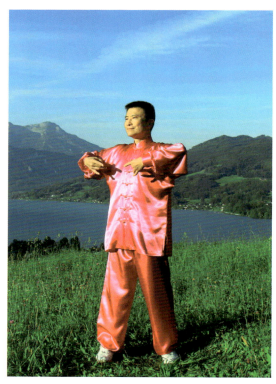

Proximal-Übung

Öffnen Sie wieder langsam die Arme, bis ein großer Ball gerade noch gehalten werden könnte. Die Brust nach vorne strecken, aber nicht die Schulterblätter zurückziehen. Dann lösen Sie den Ring aus Mittelfinger und Daumen. Dabei atmen Sie ruhig ein und aus.

Wiederholen Sie diese Proximal-Übung 5–10 Minuten lang, um die körpernahe Meridiantransmission von Hand-*Shaoyang* (Dreifach-Erwärmer) abwechselnd zu intensivieren.

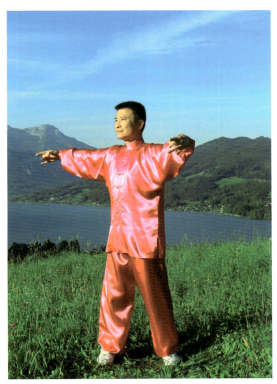

Proximal-Übung

Zum Schluss drehen Sie den Körper zurück, bis er wieder nach vorne zeigt. Strecken Sie jetzt die Arme gerade vor dem Körper und führen Sie beide Hände zueinander, bis alle Finger einander berühren. Ziehen Sie die Hände zur Brust zurück, drehen Sie dort die Handgelenke nach unten und streichen vor dem Körper nach unten aus. Dabei atmen Sie ruhig ein und aus.

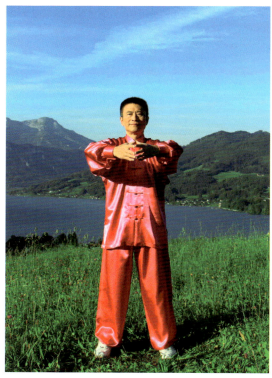

Proximal-Übung

Auf der Höhe des Unterbauchs lösen Sie die Finger voneinander und bilden aus Daumen und übrigen Fingern ein großes L, das wir Tiger-maul nennen. Bewegen Sie beide Hände kreisförmig vor dem Unter-bauch nach außen. Verlagern Sie Ihr Gewicht nach vorne; gleichzeitig halten Sie Ihre Fußsohlen fest am Boden und bewegen Sie nur Ihre Ferse nach außen. Dann kehrt die Ferse wieder in die Ausgangsposition zurück. Diesen Vorgang nennen wir »Ausstreichen«.

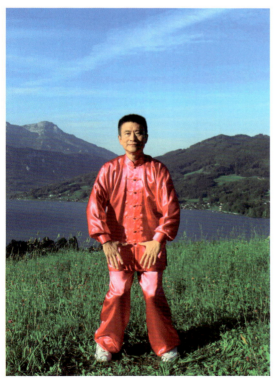

Proximal-Übung

Abschließend legen Sie beide Hände für ein paar Minuten auf den Unterbauch, die Daumen sind ineinander verschränkt. Männer legen die rechte Hand oberhalb der linken, Frauen umgekehrt. Dabei entspannen Sie sich und atmen ruhig ein und aus.

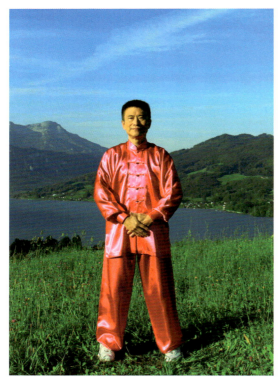

Schluss-Stellung

Anwendungsbereich

Durch Meridian-Dao Yin entsteht Meridiantransmission in Form von longitudinalen sensomotorischen Impulsen und löst ein aktives Gefühl entlang des Meridians aus. Dieses aktive Gefühl kann unterschiedlich erregt werden, etwa durch die Sinneswahrnehmung freier Nervenendigungen in der Haut, die Muskelspindeln in der Muskulatur oder Nervenanlagen an der Gefäßwand. Wenn sie alle gleichzeitig angeregt werden, führt das dazu, dass viele Sinnesorgane Reflexe wieder aktivieren, die durch einseitige Haltungen im Alltag gestört waren. Die speziellen Bewegungen des Meridian-Dao Yin wirken sich auf den ganzen Körper aus und fördern aktiv alle Teile des Reflexbogens von seinem Anfang (Rezeptoren) bis zu den End-Effektoren (Muskeln und Drüsen). Daher ist Meridian-Dao Yin bei Verspannungen und andere Abnützungskrankheiten der modernen Welt sowie organische Störungen besonders gut geeignet.

Diese proximale Übung kann bei vielen psychosomatischen Beschwerden helfen, unter anderem bei chronischer Bronchitis, Asthma, allergischen Beschwerden im Bereich der Atemwege, Atemnot, Reizhusten, Halsschmerzen, Immunschwäche, Entzündung der Thymusdrüse, chronischer Brustfellentzündung, Pleuralgie (stechender, atemabhängiger Schmerz im Brustraum), Gürtelrose, Brustbeinschmerzen, nervösen Magen- und Darmbeschwerden, Schulter- und Rückenverspannung, Rückenschmerzen etc.

Spezielle Übungen zur Intensivierung der Fuß-Shaoyang-(Gallenblasen-)Meridiantransmission

Wie schon erwähnt, wirkt sich Meridian-Dao Yin zuerst auf die Meridiantransmission und dann auf das dazugehörige Organ aus. Durch die Meridiantransmission kommt es zu mehrfacher Aktivierung verschiedener Nervenfasern. Dazu müssen gleichzeitig verschiedene Rezeptoren wie z.B. Meissner-Tastkörperchen, Ruffini-Körperchen, Pacini-Lamellenkörperchen sowie freie Nervenendigungen in der Haut, Muskelspindeln und Nervenanlagen an der Gefäßwand gefördert werden. Diese Empfindung an der Körperlängsseite wird nicht durch einen einzelnen Rezeptor oder Sinnesnerv hervorgerufen, sondern viele unterschiedliche Rezeptoren und Sinnesnerven arbeiten gleichzeitig zusammen. Dazu kommt eine Nervenverschaltung für die Meridiane im Zentrum.

Der Meridian ist nur sehr schwer durch gängige körperliche Übungen oder Bewegungen zu aktivieren, da die unterschiedlichen, in der Meridianzone verteilten Rezeptoren damit nicht ganzheitlich stimuliert werden können. Das ist der Grund, warum es so viele verschiedene Übungen und Bewegungsformen auf der Welt gibt. Aber nur im alten China wurde das Meridianphänomen von den sogenannten Lebenserhaltern durch langjährige praktische Erfahrung entwickelt. Daher ist eine exakte Durchführung der Meridian-Dao Yin Übungen besonders wichtig. Um die entsprechenden Rezeptoren und die gesamte Empfindungszone gezielt zu aktivieren, müssen Bogen-, Distal- und Proximal-Übungen zusammen durchgeführt werden, da sie auf unterschiedliche Abschnitte des Meridians wirken.

Alte Aufzeichnungen mit neuen Erkenntnissen erläutert

Im Werk »Kapitel 10: Meridian. Des Gelben Kaisers Klassiker für Klassische Akupunktur (Ling Shu Jing)« steht:

Der Gallenblasenmeridian beginnt am äußeren Augenwinkel, läuft auf der Oberfläche zick-zack über die Außenseite des Kopfes und biegt hinter dem Ohr zur Schulter hinab. Im Nackenbereich trifft er den Dreifach-Erwärmer-Meridian. Dann läuft er zum Que Pen (12. Punkt des Magen-

Meridians). Von der Schulter läuft er vor der Achsel weiter nach unten, an den Rippen abwärts zur Hüftgegend.

Eine Abzweigung durchquert im Inneren des Körpers die Wange, läuft über den Hals und die Brust nach unten zur Leber und dem zugehörigen Organ, der Gallenblase. Er schlingt sich um die äußeren Geschlechtsteile und läuft weiter bis zum Huan Tiao (30. Punkt des Gallenblasen-Meridians).

Er tritt auf der unteren Seite des Bauches an die Oberfläche, wo er sich in der Hüftgegend mit dem anderen Ast vereint. Der Meridian läuft dann über die äußere Seite des Oberschenkels, des Knies und des Unterschenkels, vorne am äußeren Knöchel vorbei, über den Rist und endet auf der äußeren Seite der Spitze der vierten Zehe. Auf dem Rist zweigt ein kleiner Ast ab, der quer über den Fuß zur großen Zehe läuft und sich dort mit dem Leber-Meridian verbindet.

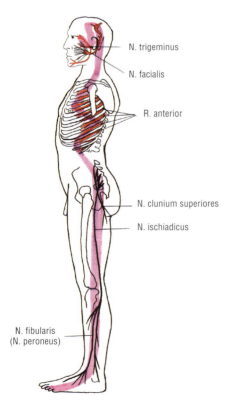

N. trigeminus

N. facialis

R. anterior

N. clunium superiores

N. ischiadicus

N. fibularis
(N. peroneus)

Fuß-Shaoyang-(Gallenblasen-)Meridiantransmission

Die Fuß-*Shaoyang*-(Gallenblasen-)Meridiantransmission steht in einem engen Zusammenhang mit dem Gesichtsnerv (N. facialis), dem Drillingsnerv (N. trigeminus) und anderen Nerven. N. facialis ist der einzige Hirnnerv, der motorische, sensorische, sensible und parasympathische Fasern führt. Er innerviert seitliche Teile des Kopfes.

Die Beschreibung des Verlaufs »Der Gallenblasenmeridian beginnt am äußeren Augenwinkel und läuft auf der Oberfläche zick-zack über die Außenseite des Kopfes und biegt hinter dem Ohr zur Schulter hinab« stellt die sensomotorischen Impulse der beiden obigen Nerven dar und stimmt mit deren Innervation überein.

Der weitere Verlauf »Von der Schulter läuft er vor der Achsel weiter nach unten, an den Rippen abwärts zur Hüftgegend« beschreibt überwiegend die Rami anteriores (vordere Äste). Jeder Spinalnerv teilt sich in einen langen, R. anterior, und einen kürzeren Ast, R. posterior. R. anterior ist der stärkste Ast jedes Spinalnervs. Dieser vordere Ast der Spinalnerven dient der sensiblen und motorischen Versorgung der Haut und Muskulatur der ventralen Rumpfseite. Die Verlaufsbeschreibung erklärt diese Innervation sehr gut.

Der weitere Verlauf »Der Meridian läuft dann über die äußere Seite des Oberschenkels, des Knies und des Unterschenkels, vorne am äußeren Knöchel vorbei, über den Rist und endet auf der äußeren Seite der Spitze der vierten Zehe« ist überwiegend durch die oberen Gesäßnerven (N. clunium superiores), den Ischiasnerv (N. ischiadicus) und den gemeinsamen Wadenbeinnerv (N. fibularis) repräsentiert. Der obere Gesäßnerv versorgt die Gesäßregion. Der Ischiasnerv zieht an der dorsalen (hinteren) Seite des Oberschenkels abwärts. Der gemeinsame Wadenbeinnerv zieht seitlich des Knies am Wadenbeinkopf vorbei.

Intensive Übung für die Fuß-Shaoyang-(Gallenblasen-)-Meridiantransmission

Bogen-Übung

Stellen Sie die Füße schulterbreit parallel und gehen Sie ein wenig in die Knie. Lassen Sie das Becken möglichst nach vorne kippen und ziehen Sie den Unterbauch ein, damit dieser Teil des Körpers zwischen der Lendenwirbelsäule und der Hüfte positiv stimuliert wird. Legen Sie Ihre Hände vor dem Unterbauch aufeinander, die Handflächen zeigen nach oben (Männer haben die linke Hand über der rechten, Frauen umgekehrt). Die Ellenbogen sind nach vorne gedreht. Dabei ruhig ein- und ausatmen.

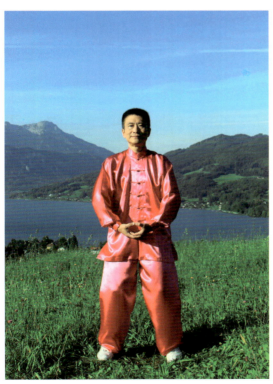

Bogen-Übung

Beugen Sie Ihre Knie jetzt noch ein bisschen tiefer und lassen Sie das Becken noch weiter nach vorne kippen. Gleichzeitig bewegen Sie Ihre Lendenwirbelsäule so weit nach hinten, bis Oberschenkel, Hüfte und Lendenwirbelsäule wie in einem Bogen rückwärts gespannt sind.

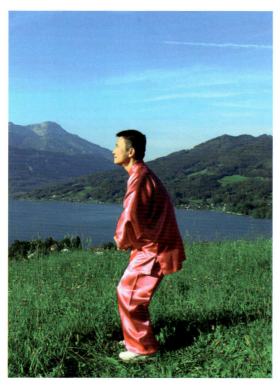

Bogen-Übung

Dann führen Sie Oberschenkel und Hüfte langsam so weit nach vorne, bis Unterschenkel, Oberschenkel und Hüfte wie in einem Bogen vorwärts gespannt sind. Richten Sie sich langsam auf und bringen Sie Ihren Körper wieder in die Grundstellung zurück. Gleichzeitig mit der Hüftbewegung führen Sie die aufeinanderliegenden Hände vor dem Unterbauch in einer kleinen kreisförmigen Bewegung von hinten nach vorne und wieder zurück. Atmen Sie dabei ruhig ein und aus. Wiederholen Sie diese Bogen-Übung 5–10 Minuten lang.

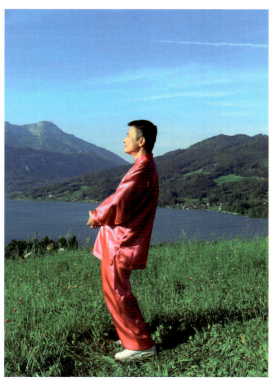

Bogen-Übung

Intensive Übung für die distale Meridiantransmission

Aus der Grundstellung ziehen Sie die Hände eine Faustbreit auseinander und drehen Sie die Ellenbogen nach vorne. Die Handflächen schauen nach oben, damit die Hand-*Shaoyang*-Meridiantransmission in Bereitschaft gebracht wird. Ziehen Sie die Schulterblätter auseinander: jetzt ist in den Schulterblättern und an den Außenseiten der Arme ein aktives Gefühl spürbar. Atmen Sie dabei ruhig ein und aus.

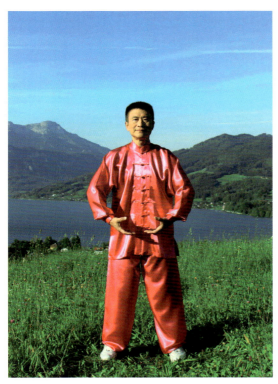

Distal-Übung

In dieser Haltung heben Sie die Hände knapp vor dem Körper bis zum Brustbein. Achten Sie darauf, dass die Schultern bewusst locker gelassen werden. Dehnen Sie die Ellenbogen mit innerer Kraft (ohne äußere Bewegung) nach außen und atmen Sie ruhig ein und aus.

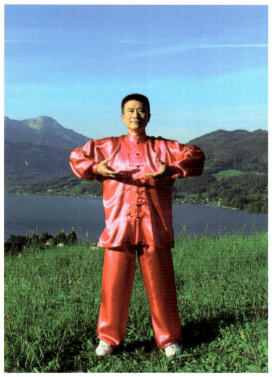

Distal-Übung

Bewegen Sie die Hände weiter bis in Ohrenhöhe, drehen Sie die Handflächen nach innen zum Kopf. Während Sie die Hände weiter nach oben bis über den Kopf bewegen, drehen die Handflächen nach unten. Drehen Sie die Ellenbogen nach hinten, damit die Brust aktiv geöffnet wird. Dehnen Sie die gerundeten Arme mit innerer Kraft nach oben, bis ein aktives Gefühl an den Außenseiten beider Arme deutlich zu spüren ist. Das bedeutet, dass die Hand-*Shaoyang*-Meridiantransmission aktiviert ist. Recken Sie sich mit Ihrem ganzen Körper nach oben und atmen Sie dabei ruhig ein und aus.

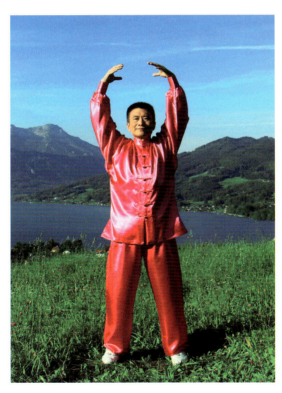

Distal-Übung

Neigen Sie den gestreckten Körper mit der gleichen Handhaltung nach rechts. Bewegen Sie die Hüfte nach links und belasten Sie das linke Bein etwas mehr. Nun spüren Sie von der linken Achsel über die gesamte linke Außenseite des Oberkörpers bis zu den Außenseiten von linkem Ober- und Unterschenkel ein aktives Gefühl. Das zeigt, dass die Meridiantransmission von Fuß-*Shaoyang* (Gallenblase) bereits stimuliert ist. Atmen Sie ruhig ein und aus.

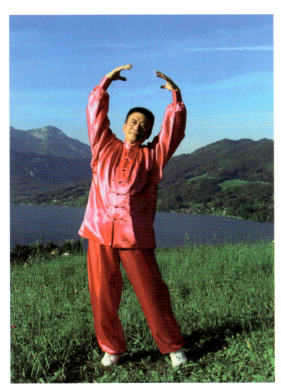

Distal-Übung

Neigen Sie den Oberkörper noch weiter nach rechts, die Hüfte bewegen Sie noch mehr nach links. Gleichzeitig heben Sie die rechte Ferse von Boden ab. Der Oberkörper ist während der gesamten Übung nach vorne gerichtet. Jetzt spüren Sie den Verlauf der Fuß-*Shaoyang*-Meridiantransmission besonders im linken, seitlichen Rippenbereich. Das bedeutet, dass die Meridiantransmission von Fuß-*Shaoyang* (Gallenblase) intensiviert ist. Atmen Sie dabei ruhig ein und aus.

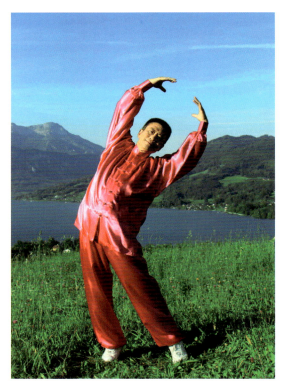

Distal-Übung

Neigen Sie den gestreckten Körper mit der gleichen Handhaltung nach links. Bewegen Sie die Hüfte nach rechts und belasten Sie das rechte Bein etwas mehr. Nun spüren Sie von der rechten Achsel über die gesamte rechte Außenseite des Oberkörpers bis zu den Außenseiten von rechtem Ober- und Unterschenkel ein aktives Gefühl. Das zeigt, dass die Meridiantransmission von Fuß-*Shaoyang* (Gallenblase) bereits stimuliert ist. Atmen Sie ruhig ein und aus.

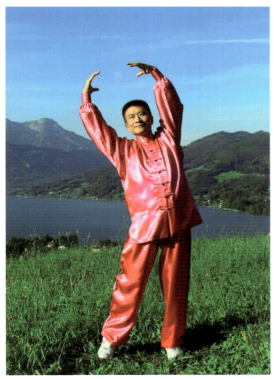

Distal-Übung

Neigen Sie den Oberkörper noch weiter nach links, die Hüfte bewegen Sie noch mehr nach rechts. Gleichzeitig heben Sie die linke Ferse von Boden ab. Der Oberkörper ist während der gesamten Übung nach vorne gerichtet. Jetzt spüren Sie den Verlauf der Fuß–*Shaoyang*-Meridian-transmission vor allem im rechten, seitlichen Rippenbereich. Das bedeutet, dass die Meridiantransmission von Fuß–*Shaoyang* (Gallenblase) intensiviert ist. Atmen Sie dabei ruhig ein und aus.

Wiederholen Sie diese Distal-Übung 5–10 Minuten lang, um die körperferne Meridiantransmission von Fuß–*Shaoyang* (Gallenblase) abwechselnd zu intensivieren.

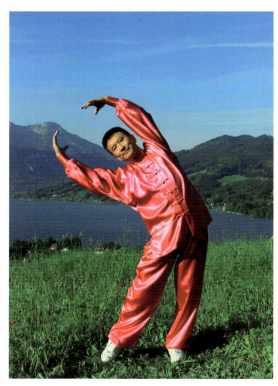

Distal-Übung

Anwendungsbereich

Meridian-Dao Yin-Übungen führen uns die Wechselwirkung zwischen körperlichen Bewegungen und inneren, ganzheitlichen Vorgängen deutlich vor Augen. Bei dieser Distal-Übung etwa kann man nachvollziehen, wie die Rippengegend darauf positiv reagiert. Da unter den Rippen viele Organe liegen, etwa Lungen, Zwerchfell, Leber, Gallenblase, Milz und Darm, spielt die Meridiantransmission in diesem Bereich eine große Rolle bei der Wechselwirkung zwischen einzelnen Organen und dem Körper als Ganzes.

Daher ist diese Übung gut einsetzbar bei Gürtelrose, Lungenschwäche, Lungenallergie, Lungentuberkulose, Lungenblähung (Lungenemphysem), Lungenkreislaufstörung, Leberfunktionsstörung, dumpfem Schmerz in der Lebergegend, Leber- und Milzvergrößerung, Hepatitis, Leberzirrhose, Gallenstauung, Gallenstein, Gallenrefluxgastritis, Milzatrophie, Magenbeschwerden, Blähungen, Darmbeschwerden etc.

Hinweis: Bei all diesen organischen Beschwerden müssen die Übungen durch ausgebildete Ärzte, Therapeuten oder Dao Yin-Lehrer angeleitet werden, damit die Übung richtig ausgeführt wird und ihre Wirkung erzielen kann.

Intensive Übung für die proximale Meridiantransmission

Richten Sie sich auf, führen Sie die Hände nach unten, indem Sie die Handflächen zuerst nach vorne und dann nach unten schauen lassen. Vor dem Unterbauch bilden die Hände hohle Fäuste (der Daumen legt sich über die Nägel der anderen Finger). Strecken Sie Ihren ganzen Körper und atmen Sie ruhig ein und aus.

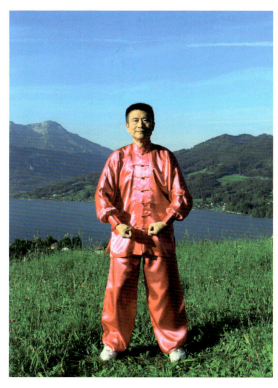

Proximal-Übung

Schieben Sie die Hüfte nach links und drehen Sie gleichzeitig den Oberkörper ein wenig nach rechts. Beugen und belasten Sie leicht das linke Knie. Strecken Sie das rechte Bein, dehnen Sie bewusst die Beinaußenseite mit innerer Kraft und ziehen Sie gleichzeitig die hohlen Fäuste auseinander. Ziehen Sie den Unterbauch ein und kippen Sie das Becken nach vorne. Atmen Sie ruhig ein und aus.

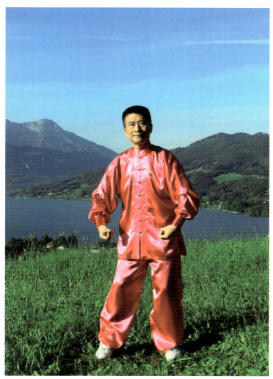

Proximal-Übung

Intensivieren Sie diese Bewegung in die gleiche Richtung, indem Sie die Hüfte noch mehr nach links bewegen, den Unterbauch noch mehr einziehen, das linke Knie noch tiefer beugen und die Außenseite des rechten Beines noch stärker dehnen. Gleichzeitig ziehen Sie die Hohlfäuste noch weiter auseinander. Nun spüren Sie ein starkes, aktives Gefühl sowohl im linken Kniebereich als auch an der Außenseite des rechten Beines. Dazu kommt noch die Meridiantransmission von Hand-*Shaoyang* (Dreifach-Erwärmer) an den Außenseiten der Arme. Das ist ein gutes Zeichen, dass Hand- und Fuß-*Shaoyang*-Meridiantransmission ganzheitlich aktiviert sind. Atmen Sie ruhig ein und aus.

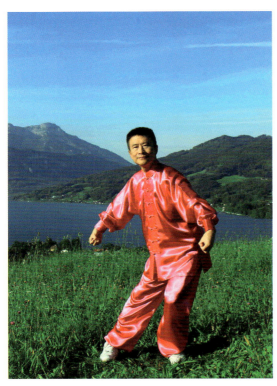

Proximal-Übung

Schieben Sie die Hüfte nach rechts und drehen Sie gleichzeitig den Oberkörper ein wenig nach links. Beugen und belasten Sie leicht das rechte Knie. Strecken Sie das linke Bein, dehnen Sie bewusst seine Außenseite mit innerer Kraft und ziehen Sie gleichzeitig die hohlen Fäuste auseinander. Ziehen Sie den Unterbauch ein und kippen Sie das Becken nach vorne. Atmen Sie ruhig ein und aus.

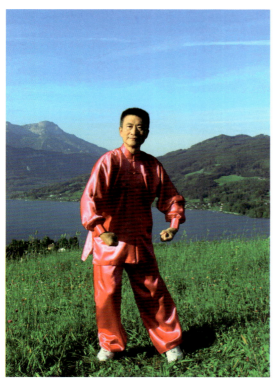

Proximal-Übung

Intensivieren Sie diese Bewegung in die gleiche Richtung, indem Sie die Hüfte noch mehr nach rechts bewegen, den Unterbauch noch mehr einziehen, das rechte Knie noch tiefer beugen und die Außenseite des linken Beines noch stärker dehnen. Gleichzeitig ziehen Sie die hohlen Fäuste noch weiter auseinander. Nun spüren Sie ein starkes, aktives Gefühl sowohl im rechten Kniebereich als auch an der Außenseite des linken Beines. Dazu kommt noch die spürbare Hand-*Shaoyang*-Meridiantransmission an den Außenseiten der Arme. Das ist ein gutes Zeichen dafür, dass Hand- und Fuß-*Shaoyang*-Meridiantransmission ganzheitlich aktiviert sind. Atmen Sie ruhig ein und aus.

Nach Seitenwechsel wiederholen Sie diese Proximal-Übung 5–10 Minuten lang, um die körpernahe Meridiantransmission von Fuß-*Shaoyang* (Gallenblase) auf beiden Seiten abwechselnd zu intensivieren.

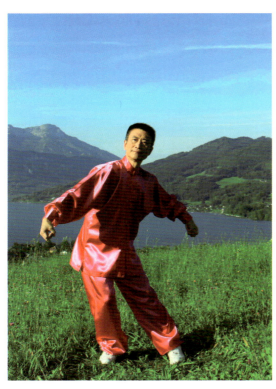

Proximal-Übung

Beenden Sie die Übung, indem Sie die beiden Hohlfäuste öffnen und die Hände auf den Unterbauch legen (Männer legen die rechte Hand über die linke, Frauen umgekehrt). Bleiben Sie einige Minuten lang stehen und atmen Sie ruhig ein und aus.

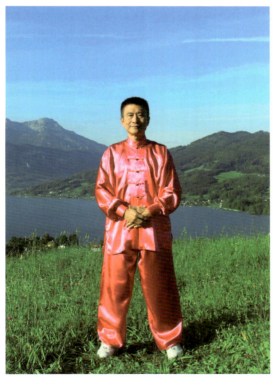

Schluss-Stellung

Anwendungsbereich

Meridian-Dao Yin fördert unsere Regenerationsfähigkeit. In der Medizin bedeutet die Regenerationsfähigkeit eine Wiederherstellungskraft, die physiologische Funktionsstörungen und psychosomatische Vorgänge sowie geschädigtes Gewebe oder Organe wieder in Ordnung bringt. Daher spielt die Regenerationsfähigkeit sowohl bei der Entstehung von psychosomatischen Beschwerden als auch beim Heilungsprozess eine entscheidende Rolle.

Diese proximale Übung hat wirkt regulierend auf Rücken und Lumbosakralgegend und kann die Regenerationsfähigkeit stark verbessern. Daher ist diese Übung gut geeignet bei Rückenschmerzen, Kreuzschmerzen, Wirbelsäulenleiden, Beckensteifheit, Arthrose der Hüfte und Hüftschmerzen, Ischias, chronischer Nierenbeckenentzündung, chronischer Nierenentzündung, Nierenschwäche, chronischer Beckenentzündung, Blasenentzündung etc.

Hinweis: Bei all diesen organischen Beschwerden muss die Übung durch in Meridian-Dao Yin ausgebildete Ärzte, Therapeuten oder Lehrer angeleitet werden, damit sie richtig ausgeführt wird und ihre Wirkung erzielen kann.

Spezielle Übungen zur Intensivierung der Hand-Taiyang-(Dünndarm-)Meridiantransmission

Die Hand-*Taiyang*-(Dünndarm-)Meridiantransmission wirkt sich hauptsächlich auf das zentrale Nervensystem, die fünf Sinnesorgane und die Körperteile entlang dieses Meridians aus. Auch hier gilt, dass kein direkter Zusammenhang mit dem Organ Dünndarm besteht, weder im klinischen Bereich, noch im Lehrbuch der Akupunktur. Die Akupunktur-Punkte auf diesem Meridian haben kaum klinische Indikationen für Dünndarmprobleme. Um die richtige und wirkliche Verbindung zwischen Meridianen und Organen zu erkennen, sollte man sich nicht von dem Organnamen leiten lassen. Das ist eine wichtige Voraussetzung dafür, dass man mit Akupunktur und Meridian-Dao Yin auch einen vollen Erfolg erzielen kann. Die passende Arznei zu verabreichen, ist das Prinzip der klinischen Medizin. Ähnlich gilt es im Meridian-Dao Yin mit der richtigen Meridiantransmission auf das tatsächlich damit zusammenhängende Organ einzuwirken.

Alte Aufzeichnungen mit neuen Erkenntnissen erläutert

So hängt die Hand-*Taiyang*-(Dünndarm-)Meridiantransmission mit Ästen des N. ulnaris (Ellennerv), mit N. cutaneus antebrachii medialis (innenseitiger Hautnerv des Oberarms) und N. axillaris (Achselnerv) sowie dem Plexus cervicalis (Halsgeflecht) zusammen.

Der N. ulnaris ist ein langer Nerv der oberen Extremität und versorgt mit seinen Ästen den Handbeuger (M. flexor carpi ulnaris), kleinere Handmuskeln und die kleinfingerseitige Haut der Hand. Die Meridiantransmission von Hand-*Taiyang* im Handbereich wird hauptsächlich durch diese Äste hervorgerufen.

N. cutaneus brachii medialis ist der kleinste Nerv des Armgeflechts und enthält Nervenfasern des C8 und Th1. Er zieht durch die Achsel und liegt dabei der Achselvene (Vena axillaris) an. Anschließend begleitet er die Arteria brachialis bis etwa zur Mitte des Oberarms. N. cutaneus brachii medialis versorgt ein streifenförmiges Hautgebiet an der Ellenseite des Oberarms bis zum Ellenbogen. Die Hand-*Taiyang*-

(Dünndarm-)Meridiantransmission am Oberarmbereich steht in engem Zusammenhang mit diesen Nerven.

N. axillaris ist ein gemischter Nerv und enthält Fasern aus den Segmenten C5 bis C7 im Rückenmark. N. axillaris zieht durch die laterale Achselhöhle zum hinteren Schulterbereich und innerviert dabei motorisch einige Schultermuskeln, wie z. B. M. deltoideus (Deltamuskel) und M. teres minor (kleiner runder Muskel). Sein sensibler Ast, der N. cutaneus brachii lateralis superior, innerviert ein Hautareal am proximalen lateralen Oberarm.

Plexus cervicalis ist ein Halsnervengeflecht der anterioren Äste (Rami), der aus den Segmenten C1 bis C4 und teilweise von C5 gebildet wird. Der Plexus cervicalis innerviert mit seinen motorischen Ästen die Halsmuskulatur, reicht zu den unteren Zungenbeinmuskeln sowie zum Zwerchfell. Seine sensiblen Äste ziehen zum Ohr, zum Hals, zur Haut über dem Schlüsselbein und zur Schulter.

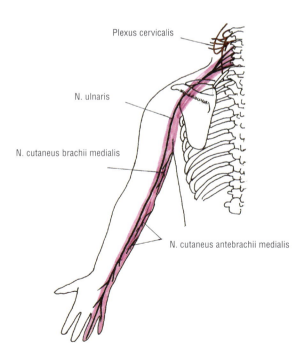

Hand-Taiyang-(Dünndarm-)Meridiantransmission

Diese Nerven und ihre Äste bilden die neuroanatomische Grundlage der Hand-*Taiyang*-(Dünndarm-)Meridiantransmission. Wenn der Arm sich in einer bestimmten Haltung oder einer Bewegung befindet, werden die verschiedenen Nervenfasern und Äste in den verschiedenen Zonen des Arms gleichzeitig aktiviert und es entsteht eine longitudinale Übertragung, die Meridiantransmission. So wird auch die Beschreibung über Hand-*Taiyang*-(Dünndarm-)Meridiantransmission im Werk »Des Gelben Kaisers Klassiker für Klassische Akupunktur« (Ling Shu Jing) verständlich. Sie lautet:

Dünndarm-Hand-Taiyang-Meridian beginnt am äußeren Nagelwinkel des kleinen Fingers, zieht an der äußeren Handkante bis zum Handgelenk der Elle, erreicht den Ellenbogen und verläuft aufwärts durch M. triceps brachii zum Schulterblatt, weiter geht er über die Schulter, den Hals entlang bis zur supraklavikularen Tiefebene. Von dort dringt er in die Brust hinein, verzweigt sich am Gefäßsystem des Herzens, zieht die Speiseröhre entlang durchs Zwerchfell, zum Magen und zuletzt zum Dünndarm.

Abgesehen von dem letzten Satz »zieht er die Speiseröhre entlang durchs Zwerchfell zum Magen und zuletzt zum Dünndarm« ist die Beschreibung schulmedizinisch korrekt. Ob der Hand-Taiyang-Meridian wirklich mit dem Dünndarm verbunden ist und dies eine wesentliche Wirkung hat, ist nicht geklärt, auch weil im Werk nichts über die klinische Anwendung bei Dünndarmbeschwerden berichtet wird. Bis jetzt ist jedoch nicht bekannt, dass sich dieser Meridian auf Dünndarmprobleme effektiv auswirkt.

Intensive Übung für die Hand-Taiyang-(Dünndarm-) Meridiantransmission

Bogen-Übung

Stellen Sie Ihre Füße parallel in Schulterbreite und beugen Sie leicht Ihre Knie. Halten Sie den Oberkörper aufrecht. Lassen Sie das Becken nach vorne kippen, damit Sie den Unterbauch einziehen können. Daumen und Mittelfinger berühren einander und bilden einen Ring. Die beiden Ringe befinden sich seitlich neben den Oberschenkeln, die Ellenbogen sind leicht gebeugt, die Fingerspitzen zeigen zum Boden. Jetzt spüren Sie ein aktives Gefühl entlang der Außenseite der Oberarme und in der Ellenseite der Unterarme bis zum Ring der Finger. Das zeigt, dass die Meridiantransmission von Hand-*Taiyang* (Dünndarm) aktiviert ist.

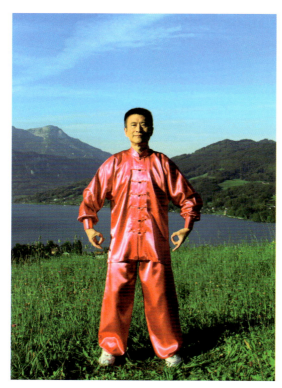

Bogen-Übung

Beugen Sie Ihre Knie jetzt noch etwas tiefer und lassen Sie das Becken
weiter nach vorne gekippt. Gleichzeitig bewegen Sie Ihr Kreuz (Lendenwirbelsäule) so nach hinten, dass Oberschenkel, Hüfte und Lendenwirbelsäule wie in einem Bogen rückwärts gespannt sind.

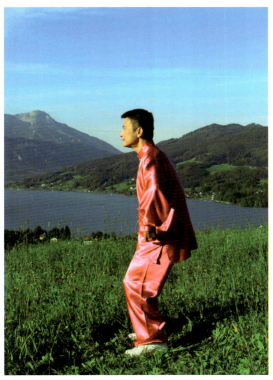

Bogen-Übung

Dann führen Sie Oberschenkel und Hüfte langsam so weit nach vorne, bis Unterschenkel, Oberschenkel und Hüfte wie in einem Bogen vorwärts gespannt sind. Richten Sie sich langsam auf und bringen Sie Ihren Körper wieder in die Grundstellung zurück. Gleichzeitig mit der Hüftbewegung führen die Arme seitlich neben dem Körper eine kleine kreisförmige Bewegung von hinten nach vorne und wieder zurück durch. Wiederholen Sie diese Bogen-Übung 5–10 Minuten lang.

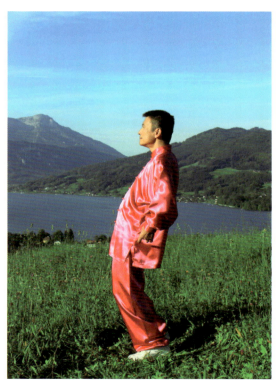

Bogen-Übung

Die doppelte Bogen-Bewegung der Grundübung besteht zwar aus Bewegungen der Lendenwirbelsäule und Beine, diese Variante der Bogen-Übung hat jedoch vor allem günstige Auswirkungen auf die Brust- und Halswirbelsäule sowie das Gehirn. Deshalb können viele Beschwerden und Erkrankungen in den oberen Körperteilen wie z. B. thorakale Spondylose (Brustwirbelsteife), thorakaler Bandscheibenvorfall, Osteoarthritis der Wirbelsäule, Zervikalsyndrom, Schwindel, Gleichgewichtsstörung, Schlafstörungen und Vergesslichkeit damit behandelt werden. »Krankheiten in oberen Körperteilen können durch Behandlung unterer Teile geheilt werden« – das ist ein bekanntes Behandlungsprinzip in der traditionellen chinesischen Medizin, das bereits im Werk »Des Gelben Kaisers Klassiker für Innere Medizin« dargelegt wurde. Durch klinische Erfahrung wurde belegt, dass viele pathologische Veränderungen und Erkrankungen in den oberen Körperteilen sowie im Gehirn, die die unteren Körperteile betreffen, durch Meridian-Dao Yin, chinesische Heilkräuter und Akupunktur gebessert und geheilt werden können, darunter Halswirbelsäulenprobleme, Verspannungen im Bereich von Schulter und Rücken, organische Funktionsstörungen in Brust- und Bauchhöhle sowie viele Funktionsstörungen im zentralen Nervensystem. Daher kann diese doppelte Bogen-Bewegung sowohl die Funktionen in Lumbosakralgegend, Becken und Hüfte verstärken als auch eine ausgewogene Biomechanik wiederherstellen, aber auch viele Probleme wie z. B. Bluthochdruck, Spannungskopfschmerz, Migräne, nervösen Magen, Blähungen, Lumbago, Lendenmuskelzerrung, Erkrankung der Lumbosakralwurzeln, Rückenschmerz etc. effektiv verbessern.

Intensive Übung für die distale Meridiantransmission

Sie stehen mit leicht gebeugten Armen in der Grundstellung. Heben Sie die leicht gebeugten Arme hoch und ziehen Sie gleichzeitig die Ellbogen nach vorne. Vor der Brust bilden Sie mit den Armen einen vertikalen Kreis. Die Handflächen zeigen zueinander. Dann heben Sie die Arme in dieser Haltung langsam auf Schulterhöhe, die Handflächen zeigen zum Körper. Ihre Fingerspitzen sollten nun eine Schulterbreite auseinander und die Ellbogen auf Schulterhöhe sein, damit die Meridiantransmission von Hand-*Taiyang* (Dünndarm) beständig stimuliert werden kann. Dabei ruhig ein- und ausatmen.

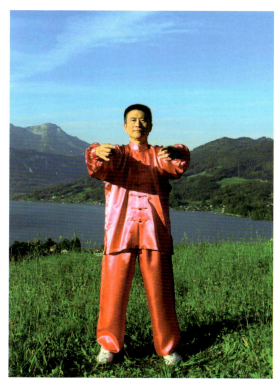

Distal-Übung

Halten Sie Ihre Arme mit gebeugten Ellenbogen in einem Rundbogen und dehnen Sie durch Anspannung (jedoch ohne Bewegung) nach außen. Die Außenseite der Arme wird damit leicht angespannt und dadurch aktiviert. Führen Sie die Handflächen waagrecht zur Brust zurück. Gleichzeitig lassen Sie Kopf und Nacken locker und beugen langsam den Kopf hinunter. Nun sollten Sie ein aktives Gefühl wie z.B. ein Ziehen, Schwere, leichtes Brennen etc. vom siebten Halswirbel bis zu den kleinen Fingern spüren. Das zeigt, dass die Meridiantransmission von Hand-*Taiyang* (Dünndarm) voll aktiviert wurde. Dabei ruhig ein- und ausatmen.

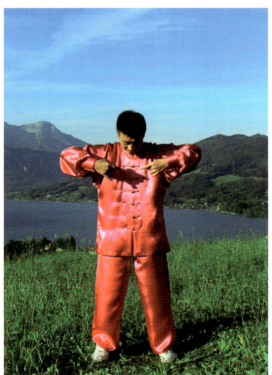

Distal-Übung

Führen Sie Ihre Hände ein bisschen vom Körper weg. Lassen Sie Ihre Handgelenke leicht gebeugt, sodass die Handflächen zum Körper zeigen. Gleichzeitig heben Sie ein wenig den Kopf. Jetzt können Sie die Meridiantransmission von Hand-*Taiyang* (Dünndarm) im Bereich der Halswirbelsäule und der hinteren Oberarme spüren. Dabei ruhig ein- und ausatmen.

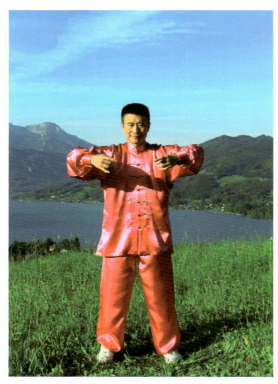

Distal-Übung

Führen Sie Ihre Hände langsam nach vorne, bis die Arme mit leichter gebeugten Ellbogen nach vorne gestreckt sind. gleichzeitig heben Sie den Kopf so weit hoch, bis sie geradeaus schauen. Jetzt können Sie die Meridiantransmission von Hand-*Taiyang* (Dünndarm) im Bereich der Handgelenke und der kleinen Finger spüren. Dabei ruhig ein- und ausatmen.

Wiederholen Sie diese Distal-Übung 5–10 Minuten lang, um die körperferne Meridiantransmission von Hand-*Taiyang* (Dünndarm) zu intensivieren.

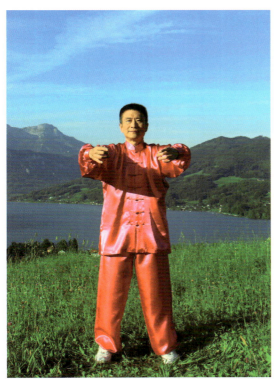

Distal-Übung

Anwendungsbereich

Die zentrale Wirkung von Meridian-Dao Yin liegt in der Verstärkung der Nervensteuerung, indem sensomotorische Impulse hervorgerufen werden. Die Fehlsteuerung des Nervensystems ist die Hauptursache zahlreicher psychosomatischer Beschwerden. Diese Distal-Übung wirkt sich positiv auf das Rückenmark im Bereich der Hals- und Brustwirbelsäule aus und aktiviert dabei die entsprechenden Innervationen. Daher ist diese Übung gut geeignet bei geistiger Erschöpfung, Depression, Vergesslichkeit, Demenz[63], Konzentrationsstörung, Müdigkeit, aber auch bei Wetterfühligkeit, Allergie der Atemwege, Bluthochdruck, Herzangst-Syndrom (Herzneurose), Herzrhythmusstörungen, Herzmuskelentzündung, Zervikalsyndrom, Zervikalspondylose, zervikalem Bandscheibenvorfall, Nacken- und Schulterverspannungen, Kopfschmerzen, Augenbeschwerden wie z. B. Sehnerv-Entzündung, Verletzung der Netzhaut etc.

Darüber hinaus ist diese Übung bei Schultergelenkarthrose, Tennisarm und Fingerarthrose gut einsetzbar.

Hinweis: Sie sollen Ihren Kopf sanft und langsam hinunter- und hinaufbewegen. Sollten Sie die oben beschriebenen Impulse spüren, dann haben Sie das Ziel der Übung erreicht. Denn das ist ein Zeichen dafür, dass Ihr Rückenmark aktiviert wurde.

---

63   Demenz ist eine krankheitsbedingte Hirnleistungsstörung, bei der das Gedächtnis, die Denkfähigkeit und die sozialen Fähigkeiten abnehmen.

Intensive Übung für die proximale Meridiantransmission

Ausgehend von der letzten Stellung der Proximal-Übung (die gebeugten Arme sind zum Körper gewandt, Daumen und Mittelfinger bilden einen Ring) führen Sie Ihre Hände langsam weiter nach vorne, bis die Arme ganz durchgestreckt sind. Dann ziehen Sie die gestreckten Arme nach oben über den Kopf, die Handflächen zeigen zueinander. Nun ziehen Sie die Ellbogen und Schulterblätter leicht auseinander und halten die Spannung. Jetzt spüren Sie auf der Hinterseite der gesamten Arme, vom kleinen Finger bis zur Achselgegend, dass sie warm und gut durchblutet sind. Dabei ruhig ein- und ausatmen.

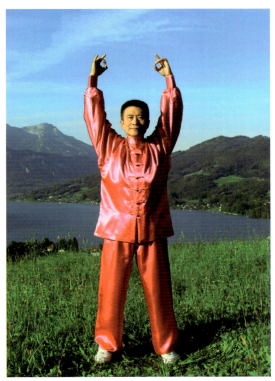

Proximal-Übung

Lösen Sie den Ring aus Daumen und Mittelfinger und strecken Sie alle Finger durch. Die Hände nähern sich einander bis auf Schulterbreite. Gleichzeitig drehen Sie die Hände so um, dass Handflächen nach hinten zeigen. Strecken Sie jetzt Ihre Arme möglichst nach oben, damit Sie die Meridiantransmission von Hand-*Taiyang* (Dünndarm) im Bereich der Handflächen, Handgelenke und Unterarme deutlich spüren können. Dabei ruhig ein- und ausatmen.

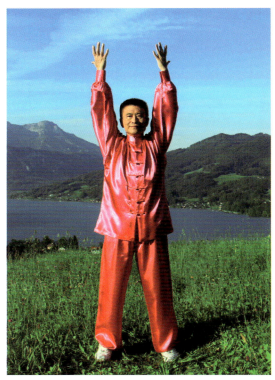

Proximal-Übung

Ziehen Sie die Arme vor dem Körper senkrecht nach unten bis auf Schulterhöhe, die Handflächen zeigen zum Körper. Gleichzeitig bewegen Sie Ihre Ellenbogen nach außen und dehnen Sie die Arme nach außen, damit die Meridiantransmission von Hand-*Taiyang* (Dünndarm) im Bereich der Handgelenke und äußeren Unterarme aktiviert wird. Dabei ruhig ein- und ausatmen.

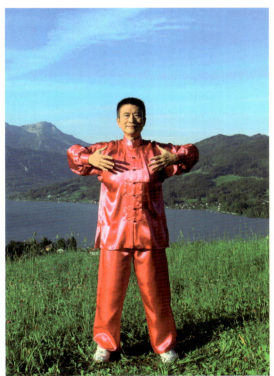

Proximal-Übung

Bewegen Sie die Arme vor dem Körper senkrecht weiter nach unten bis auf Unterbauchhöhe, dort gehen die Hände auseinander, bis die Arme im 45-Grad-Winkel seitlich neben dem Körper stehen. Stehen Sie aufrecht, strecken Sie Ihre Brust heraus und ziehen Sie gleichzeitig den Bauch ein. Die Arme sollten ganz durchgestreckt werden, damit Sie diese Meridiantransmission von der Halswirbelsäule über die Schulterblattgegend, Armhinterseite und Handrücken bis zum kleinen Finger deutlich spüren können. Dabei ruhig ein- und ausatmen.

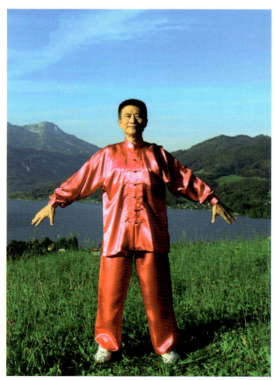

Proximal-Übung

Heben Sie Ihre Arme seitlich weiter bis auf Schulterhöhe. Die Hand-flächen zeigen nach hinten. Schultern und alle Finger locker lassen. Die Arme sollten möglichst ganz durchgestreckt werden. Jetzt spüren Sie die Meridiantransmission von Hand-*Taiyang* (Dünndarm) im Bereich der äußeren Unterarme, Handgelenke und kleinen Finger besonders stark. Dabei ruhig ein- und ausatmen.

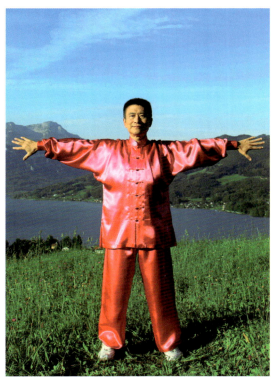

Proximal-Übung

Führen Sie Ihre Arme seitlich wieder über den Kopf nach oben, dabei zeigen die Handflächen nach außen. Strecken Sie Ihre Arme möglichst nach oben durch, damit die Meridiantransmission von Hand-*Taiyang* (Dünndarm) im Bereich der hinteren Oberarme und der Schulterblattgegend intensiv aktiviert wird. Dann drehen Sie die Handflächen so weit, bis sie wieder nach hinten zeigen. Ziehen Sie die Arme senkrecht vor dem Körper nach unten bis auf Schulterhöhe und ziehen Sie gleichzeitig die Ellbogen auseinander. Nun bilden die Arme einen waagrechten Kreis vor dem Körper. Bewegen Sie die Arme vor dem Körper senkrecht weiter nach unten bis auf Unterbauchhöhe, dann strecken Sie sie nach außen durch, bis die Arme im 45-Grad-Winkel seitlich neben dem Körper stehen. Dann die Arme wieder seitlich bis über den Kopf heben. Dabei ruhig ein- und ausatmen.

Wiederholen Sie diese Proximal-Übung 5–10 Minuten lang, um die körpernahe Meridiantransmission von Hand-*Taiyang* (Dünndarm) zu intensivieren.

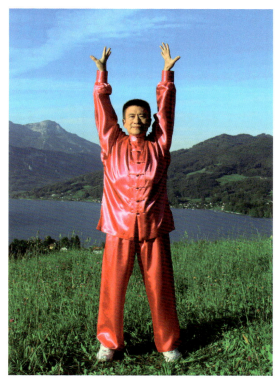

Proximal-Übung

Zum Schluss drehen Sie die Handflächen um, sodass diese zueinander schauen. Führen Sie die Finger über dem Kopf zusammen, bis sie einander berühren. Bewegen Sie die Ellenbogen nach hinten, damit die Achselhöhlen ganz geöffnet werden. Lassen Sie das Becken weiterhin leicht nach vorne gekippt und ziehen Sie den Unterbauch ein. Dann bringen Sie Ihre Hände langsam vor dem Körper nach unten. Dabei entspannen Sie sich und atmen ruhig ein und aus.

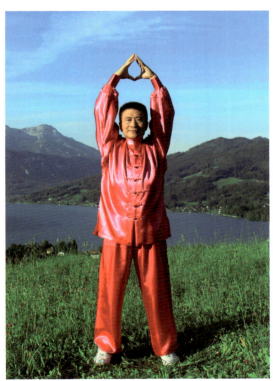

Proximal-Übung

Auf Höhe des Unterbauchs ziehen Sie die Finger auseinander und bilden aus Daumen und übrigen Fingern ein großes L, das wir Tiger-maul nennen. Verlagern Sie Ihr Gewicht nach vorne und beugen Sie leicht die Knie. Halten Sie Ihre Fußsohlen jedoch fest am Boden und bewegen Sie nur Ihre Fersen nach außen. Gleichzeitig streichen Ihre Hände in Tigermaul-Stellung nach außen aus. Dann kehren die Fersen wieder zur Ausgangsposition zurück, ebenso die Arme.

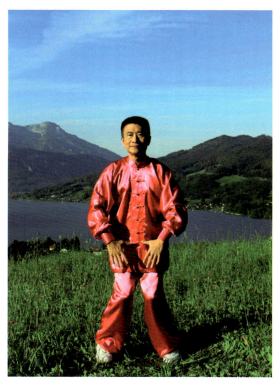

Proximal-Übung

Richten Sie sich wieder auf und legen Sie beide Hände für ein paar Minuten auf den Unterbauch; die Daumen sind ineinander verschränkt. Männer legen die rechte Hand oberhalb der linken, Frauen umgekehrt. Dabei entspannen Sie sich. Weiter ruhig ein- und ausatmen.

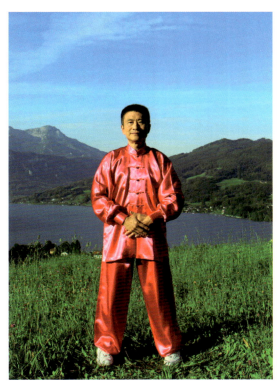

Schluss-Stellung

Anwendungsbereich

Die spürbaren sensomotorischen Impulse entlang des Körpers, die durch Meridian-Dao Yin-Übungen hervorgerufen werden, lassen uns unsere inneren Vorgänge empfinden. Das ist inspirierend und ist eine wesentliche Grundlage für die Harmonisierung von Psyche und Physis. Allerdings müssen wir zwischen dem genannten aktiven Gefühl einerseits und Schmerz andererseits unterscheiden können. Die sensomotorischen Impulse sind ein belebendes Gefühl und können manchmal intensiv wie Schmerzen sein. Wie unterscheiden Sie nun, ob es sich um das gewünschte Ziel oder um Schmerzen handelt?

Hatten Sie vor dem Üben keine Schmerzen, dann wird das Gefühl – auch wenn es stark ist – während/nach der Übung mit großer Sicherheit das gewünschte »aktive Gefühl« sein. Erfahrene Übende beschreiben es als »angenehmer« und als eine stets mit den Meridianübungen verbundene positive Reaktion.

Die obige proximale Übung ist jedoch auch gut geeignet bei Beschwerden des Kreislaufsystems, aber auch bei Lungenerkrankungen, Rückenschmerzen, Schulter- und Schulterblattschmerzen sowie bei Arthrose und Abnützung der Schultergelenke.

Spezielle Übungen zur Intensivierung der Fuß-Taiyang-(Harnblasen-)Meridiantransmission

Der Schwerpunkt des Meridian-Dao Yin liegt darin, sensomotorische Impulse hervorzurufen und damit die Meridiantransmission zu aktivieren. Diese Meridiantransmission entsteht durch zahlreiche Impulse verschiedener Nervenfasern. Das führt zu einer spürbaren sensomotorischen Übertragung entlang des Körpers.

Alte Aufzeichnungen mit neuen Erkenntnissen erläutert

Im Werk »Kapitel 10: Meridian. Des Gelben Kaisers Klassiker für Klassische Akupunktur (Ling Shu Jing)« steht zu lesen:

Der Harnblasenmeridian entspringt am inneren Augenwinkel Qing Ming (1. Punkt des Blasen-Meridians) und steigt aufwärts zur Stirn, erreicht die Haargrenze. Hier geht er zum höchsten Punkt des Kopfes (Bai Hui, 19. Punkt des Du-Meridians), von dort aus geht eine Abzweigung des Meridians seitlich den Kopf hinunter bis zur Ohrmuschel. Der Hauptmeridian läuft vom Bai Hui (19. Punkt des Du-Meridians) ins Gehirn, anschließend weiter über den Hinterkopf zum Nacken und dann zu beiden Seiten die Wirbelsäule hinab bis in die Lendengegend. Von dort zweigt ein Ast ab, der ins Innere des Körpers eintritt und sich mit der Niere und dem zugehörigen Organ, der Blase, verbindet. Von der Nierenabzweigung läuft der Blasen-Meridian weiter abwärts bis zum Kreuzbein und Gesäß. Beide Äste führen dann über die hintere Seite des Oberschenkels nach unten und vereinigen sich in der Kniekehle zum Wei Zhong (54. Punkt des Blasen-Meridians), der in der Mitte der Kniekehle in einer kleinen Vertiefung sitzt. Die vereinten Äste laufen nun über die hintere Seite des Unterschenkels abwärts bis zum jeweils außen liegenden Fußknöchel. Weiter verläuft er entlang der äußeren Seite des Fußes zur Spitze der kleinen Zehen und zu deren äußeren Nagelwinkeln. Dort verbindet sich der Harnblasen- mit dem Nieren-Meridian.

Der Harnblasen-Meridian verbindet alle Organe und steht mit vielen organischen Funktionen in Zusammenhang. Die Harnblase selbst ist nur ein ganz kleiner Teil davon. Warum dieser Meridian, der ursprünglich

Fuß-*Taiyang*-Meridian hieß, als Harnblasen-Meridian bezeichnet wurde, ist heutzutage nicht klar nachvollziehbar und durch klinische Anwendung und neuroanatomische Forschung nicht nachweisbar. Da die Fuß-*Taiyang*-Meridiantransmission eine umfangreiche Auswirkung auf alle Organe hat, spielt sie bei Förderung und Steuerung aller entsprechenden psychosomatischen Vorgänge eine wichtige Rolle. Unsere Aufmerksamkeit sollte sich daher nicht bloß auf die Harnblase beschränken.

Wie bei allen anderen Meridiantransmissionen sind auch hier zahlreiche Nervenleitungen beteiligt. Die Verlaufsbeschreibung dieser Meridiantransmission »Harnblasenmeridian entspringt am inneren Augenwinkel ... erreicht die Haargrenze ... von dort aus geht eine Abzweigung des Meridians seitlich den Kopf hinunter bis zur Ohrmuschel ... Der Hauptmeridian läuft ... weiter über den Hinterkopf zum Nacken« lässt sich auf die Anlage des Augennervs (N. ophthalmicus) und dem großen Hinterhauptnerv (N. occipitalis major) umlegen. N. ophthalmicus versorgt Stirn, Tränendrüse, Augenbindehaut, Augenwinkel sowie Siebbein sensibel, vor allem der Ast des N. supraorbitalis innerviert die Stirngegend sensibel.

N. occipitalis major (Hinterhauptnerv) entspringt aus dem rückenseitigen (dorsalen/posterioren) Ast des zweiten Spinalnervs und versorgt Nacken, Hinterkopf und Stirn.

Die Beschreibung über den weiteren Verlauf »Hauptmeridian läuft ... zu beiden Seiten die Wirbelsäule hinab bis in die Lendengegend. Von dort zweigt ein Ast ab, der ins Innere des Körpers eintritt und sich mit der Niere und dem zugehörigen Organ, der Blase, verbindet. Von der Nierenabzweigung läuft der Blasen-Meridian weiter abwärts bis zum Kreuzbein und Gesäß« bezieht sich hauptsächlich auf die hinteren Äste der Spinalnerven (Rami posteriores). Kurz nach Verlassen des Wirbelkanals teilt sich der Spinalnerv in einen vorderen Ast (R. anterior) und einen hinteren Ast (R. posterior). Der hintere Ast behält die ursprüngliche, segmentale Anordnung der Spinalnerven und dient der sensiblen und motorischen Versorgung der Haut, des Rückens und der primären (autochthonen) Rückenmuskulatur. Die autochthone Rückenmuskulatur (auch als ortsständige Rückenmuskulatur bezeichnet) erstreckt sich beidseitig entlang der Wirbelsäule vom Kopf über den Brustkorb zum Becken und ist der wichtigste Teil des aktiven Bewegungsapparates des Rückens. Sie dient aufgrund ihrer primären Funktion als Aufrichter und Stabilisator der Wirbelsäule. Zusammen mit dem weißen Verbindungsast (Ramus communicans albus) und dem grauen Verbindungsast (Ramus communicans griseus) wird die Verbindung und Verschaltung von der Fuß-*Tai-yang*-Meridiantransmission zu den Organen hergestellt.

Die Verlaufsbeschreibung »Beide Äste führen dann über die hintere Seite des Oberschenkels nach unten und vereinigen sich in der Kniekehle zum Wei Zhong (54. Punkt des Blasen-Meridians), der in der Mitte der Kniekehle in einer kleinen Vertiefung sitzt. Die vereinten Äste laufen nun über die hintere Seite des Unterschenkels abwärts bis zum jeweils außen liegenden Fußknöchel. Weiter verläuft er entlang der äußeren Seite des Fußes zur Spitze der kleinen Zehen und zu deren äußeren Nagelwinkeln« stimmt mit dem Schienbeinnerv (N. tibialis) überein. Der Schienbeinnerv stammt aus den Segmenten L4 bis S3 und zieht zum Gesäß. Nach der Aufteilung des Ischiasnervs (N. ischiadicus) in der Kniekehle verläuft er distal zwischen der Achillessehne und den Sehnen weiter bis zum Fußbereich.

Der Schwerpunkt der Fuß-*Taiyang*-(Harnblasen-)Meridiantransmission liegt somit überwiegend im Bereich des Rückens. Die Wechselwirkung zwischen dem hinteren Ast der Spinalnerven und der autochthonen Rückenmuskulatur sowie einer Zusammenarbeit mit weißem bzw. grauem Verbindungsast bedingt die Verbindung zwischen Meridian und Organen.

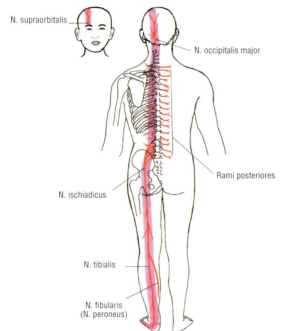

N. supraorbitalis

N. occipitalis major

Rami posteriores

N. ischiadicus

N. tibialis

N. fibularis
(N. peroneus)

Fuß-Taiyang-(Harnblasen-)Meridiantransmission

Intensive Übung für die Fuß-Taiyang-(Harnblasen-) Meridiantransmission

Bogen-Übung

Stellen Sie die Füße in Faustbreite parallel, lassen Sie das Becken nach vorne kippen und ziehen Sie den Unterbauch ein. Bilden Sie aus Daumen und Mittelfinger einen Ring seitlich neben der Hüfte. Die Ellenbogen sind nach vorne gestellt, damit die Achseln geöffnet werden. Dabei ruhig ein- und ausatmen.

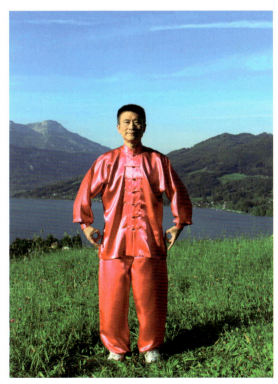

Bogen-Übung

Beugen Sie Ihre Knie jetzt noch etwas tiefer und lassen Sie das Becken noch weiter nach vorne kippen. Gleichzeitig bewegen Sie Ihre Lendenwirbelsäule nach hinten, bis Oberschenkel, Hüfte und Lendenwirbelsäule wie in einem Bogen rückwärts gespannt sind.

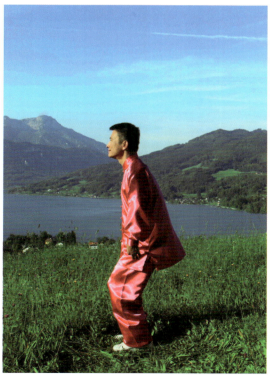

Bogen-Übung

Dann führen Sie Oberschenkel und Hüfte langsam so weit nach vorne, bis Unterschenkel, Oberschenkel und Hüfte wie in einem Bogen vorwärts gespannt sind. Dann richten Sie sich langsam auf und bringen Sie Ihren Körper wieder in die Grundstellung zurück. Gleichzeitig mit der Hüftbewegung führen Sie die Daumen-Mittelfinger-Ringe auf Höhe der Oberschenkel in einer kleinen kreisförmigen Bewegung nach vorne und wieder zurück. Atmen Sie ruhig ein und aus. Wiederholen Sie diese Bogen-Übung 5–10 Minuten lang.

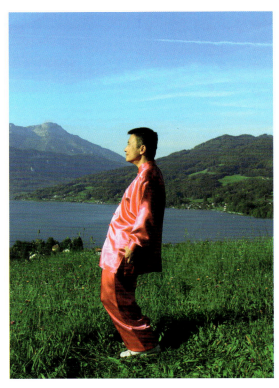

Bogen-Übung

Intensive Übung für die distale Meridiantransmission

Lösen Sie die Ringe und treten Sie mit dem linken Bein zurück.
Verlagern Sie das Gewicht auf das hintere Bein und beugen Sie das linke
Knie. Jetzt heben Sie den rechten Vorderfuß vom Boden und strecken
Sie das rechte Bein. Sie spüren jetzt ein stark aktives Gefühl von der
Hüfte abwärts über die Hinterseite des Beines bis zur Ferse. Das ist ein
Zeichen dafür, dass die Fuß-*Taiyang*-(Harnblasen-)Meridiantrans-
mission stark aktiviert ist. Heben Sie die Arme mit den Handflächen
seitlich nach oben bis in Schulterhöhe. Dabei ruhig ein- und ausatmen.

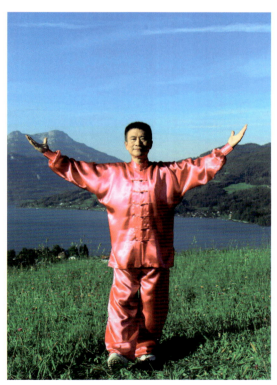

Distal-Übung

Intensivieren Sie die Bewegung, indem Sie das linke Knie noch mehr beugen und das rechte, gestreckte Bein etwas tiefer sinken lassen. Dadurch wird die Meridiantransmission von Fuß-*Taiyang* (Harnblase) voll aktiviert. Heben Sie die Arme mit den Handflächen nach oben über den Kopf und lassen Sie die Finger einander berühren. Richten Sie den Oberkörper bewusst auf und bewegen Sie die Ellenbogen nach hinten, damit die Brust und die Achseln geöffnet werden. Atmen Sie dabei ruhig ein und aus.

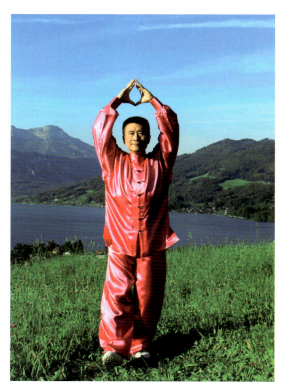

Distal-Übung

Führen Sie die Hände mit einander berührenden Fingern vor dem Körper bis zum Unterbauch. Lösen Sie dann die Finger und führen Sie die Hände mit gestrecktem Daumen und den Fingerspitzen nach unten vor die Oberschenkel. Die Handflächen zeigen zum Körper. Beugen Sie das linke Knie noch mehr, wobei das gestreckte, rechte Bein etwas tiefer sinkt, und neigen Sie den Oberkörper nach vorne. Die Fuß-*Taiyang*-(Harnblasen-)Meridiantransmission ist immer noch deutlich spürbar. Atmen Sie dabei ruhig ein und aus.

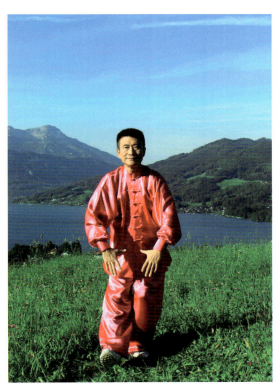

Distal-Übung

Bewegen Sie die gegenüberliegenden Tigermäuler nach links vom Unterbauch hinauf bis seitlich neben dem Brustkorb. Der Oberkörper bewegt sich ebenfalls etwas nach links. Halten Sie Ihren Blick immer geradeaus gerichtet. Atmen Sie dabei ruhig ein und aus.

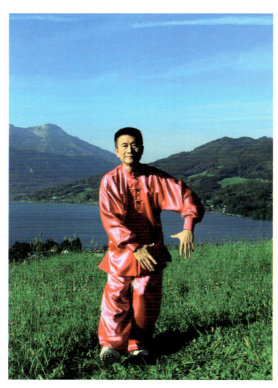

Distal-Übung

Intensivieren Sie die Bewegung, indem Sie den rechten Vorderfuß weiter anheben und mit innerer Kraft in beiden Beinen dehnen. Gleichzeitig bewegen Sie die Arme mit gegenübergestellten Tigermäulern weiter nach oben bis in Kopfhöhe. Der Blick bleibt immer nach vorne gerichtet. Atmen Sie dabei ruhig ein und aus.

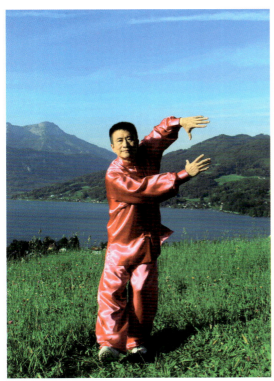

Distal-Übung

Bewegen Sie die Tigermäuler in einer kreisförmigen Bewegung weiter über den Kopf und richten Sie den Oberkörper wieder nach vorne. Drehen Sie die Ellenbogen nach hinten, damit Brust und Achseln geöffnet sind. Strecken Sie den gesamten Körper durch, nur der rechte Vorderfuß bleibt vom Boden abgehoben. Dabei ruhig ein- und ausatmen.

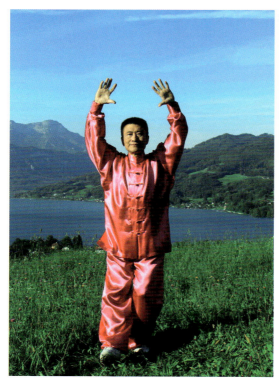

Distal-Übung

Drehen Sie den Oberkörper nach rechts und bewegen Sie die Tigermäuler nebeneinander in einem Bogen nach rechts bis in Kopfhöhe.
Dabei beugen Sie das linke Knie und lassen Sie das gestreckte rechte
Bein mit aufgestelltem Vorderfuß ein wenig sinken. Atmen Sie dabei
ruhig ein und aus.

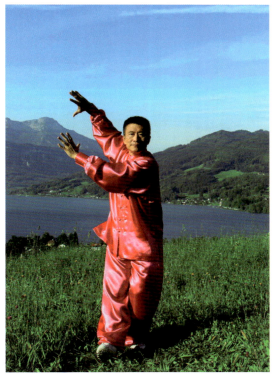

Distal-Übung

Intensivieren Sie die Bewegung, indem Sie den rechten Vorderfuß weiter anheben und mit innerer Kraft in beiden Beinen dehnen. Gleichzeitig bewegen Sie die Arme mit gegenübergestellten Tigermäulern weiter nach unten bis in Magenhöhe. Der Blick bleibt immer nach vorne gerichtet. Atmen Sie dabei ruhig ein und aus.

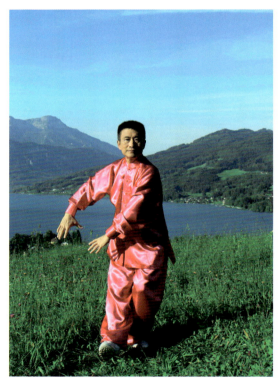

Distal-Übung

Führen Sie die Tigermäuler mit den Fingerspitzen nach unten vor die Oberschenkel. Die Handflächen zeigen zum Körper. Beugen Sie das linke Knie noch mehr, wobei das gestreckte rechte Bein etwas tiefer sinkt, und neigen Sie den Oberkörper nach vorne. Die Meridiantransmission von Fuß-*Taiyang* (Harnblase) ist immer noch deutlich spürbar. Atmen Sie dabei ruhig ein und aus.

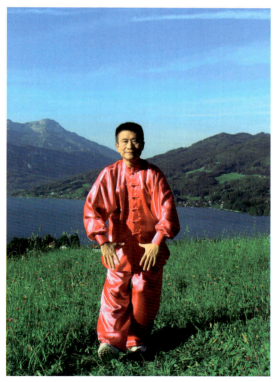

Distal-Übung

Verlagern Sie das Gewicht nun nach vorne und stellen Sie den linken Fuß zum rechten. Nun liegt das Gewicht auf beiden Beinen. Bewegen Sie die Hände zur Seite und atmen Sie dabei ruhig ein und aus. Treten Sie mit dem rechten Bein zurück und verlagern Sie das Gewicht auf das rechte Bein. Beugen Sie das rechte Knie. Jetzt heben Sie den linken Vorderfuß vom Boden und strecken das linke Bein. Sie spüren jetzt ein stark aktives Gefühl von der Hüfte abwärts über die Hinterseite des Beines bis zur Ferse. Das ist das Zeichen dafür, dass die Fuß-*Taiyang*-(Harnblasen-)Meridiantransmission stark aktiviert ist. Heben Sie die Arme mit den Handflächen nach oben über die Seite bis in Schulterhöhe. Dabei ruhig ein- und ausatmen.

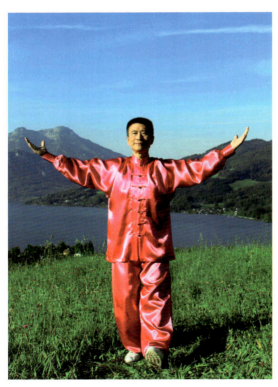

Distal-Übung

Intensivieren Sie die Bewegung, indem Sie das rechte Knie noch mehr beugen und das linke, gestreckte Bein etwas tiefer sinken lassen. Dadurch wird die Fuß-*Taiyang*-(Harnblasen-)Meridiantransmission voll aktiviert. Heben Sie die Arme mit den Handflächen nach oben über den Kopf, lassen Sie die Finger einander berühren. Richten Sie den Oberkörper bewusst auf und drehen Sie die Ellenbogen nach hinten, damit die Brust und die Achseln geöffnet werden. Atmen Sie dabei ruhig ein und aus.

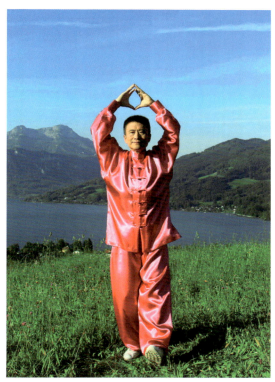

Distal-Übung

Führen Sie die Hände mit einander berührenden Fingern vor dem Körper bis zum Unterbauch. Lösen Sie dann die Finger und führen Sie die Hände mit gestreckten Daumen und den Fingerspitzen nach unten vor die Oberschenkel. Die Handflächen zeigen zum Körper. Beugen Sie das rechte Knie noch mehr, wobei das gestreckte linke Bein etwas tiefer sinkt, und neigen Sie den Oberkörper nach vorne. Die Fuß-*Taiyang*-(Harnblasen-)Meridiantransmission ist immer noch deutlich spürbar. Atmen Sie dabei ruhig ein und aus.

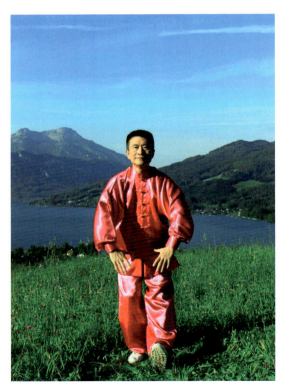

Distal-Übung

Bewegen Sie die Tigermäuler nebeneinander in einem Bogen nach rechts vom Unterbauch hinauf bis auf Magenhöhe. Der Oberkörper bewegt sich ebenfalls etwas nach rechts. Halten Sie Ihren Blick immer geradeaus gerichtet. Atmen Sie dabei ruhig ein und aus.

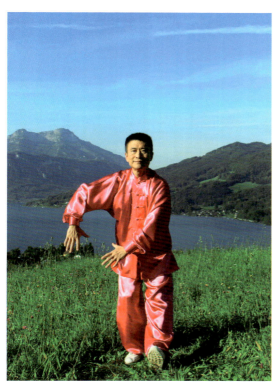

Distal-Übung

Intensivieren Sie die Bewegung, indem Sie den linken Vorderfuß mehr anheben und in beiden Beinen von innen dehnen. Gleichzeitig bewegen Sie die Arme mit zueinander gerichteten Tigermäulern weiter nach oben bis in Kopfhöhe. Der Blick bleibt immer nach vorne gerichtet. Atmen Sie dabei ruhig ein und aus.

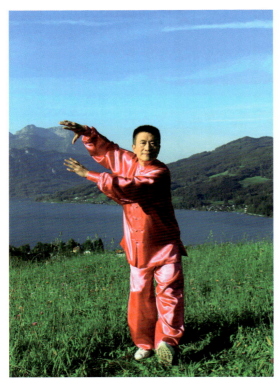

Distal-Übung

Bewegen Sie die Tigermäuler seitlich weiter über den Kopf und richten Sie den Oberkörper wieder nach vorne. Drehen Sie die Ellenbogen nach hinten, damit Brust und Achseln geöffnet sind. Strecken Sie den gesamten Körper durch, nur der linke Vorderfuß bleibt vom Boden abgehoben. Dabei ruhig ein- und ausatmen.

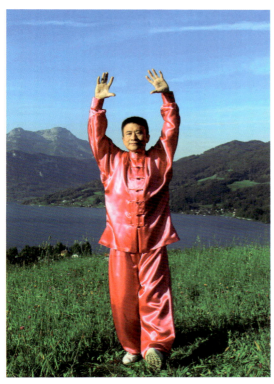

Distal-Übung

Drehen Sie den Oberkörper nach links und bewegen Sie die gegenüber-
stehenden Tigermäuler in einem Bogen nach links bis in Kopfhöhe, die
Handflächen sind nach außen gewandt. Dabei beugen Sie das rechte
Knie und lassen das gestreckte linke Bein mit aufgestelltem Vorderfuß
ein wenig sinken. Atmen Sie dabei ruhig ein und aus.

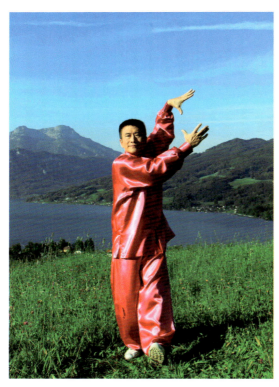

Distal-Übung

Intensivieren Sie die Bewegung, indem Sie den linken Vorderfuß stärker anheben und in beiden Beinen von innen dehnen. Gleichzeitig bewegen Sie die Arme mit zueinander gewandten Tigermäulern weiter nach unten bis in Magenhöhe. Der Blick bleibt immer nach vorne gerichtet. Atmen Sie dabei ruhig ein und aus.

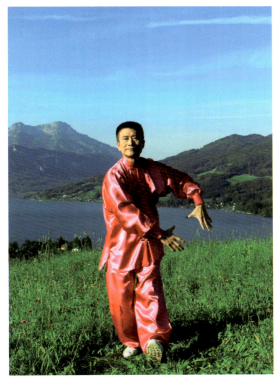

Distal-Übung

Führen Sie die Hände mit gestreckten Daumen und den Fingerspitzen nach unten vor die Oberschenkel. Die Handflächen zeigen zum Körper. Beugen Sie das rechte Knie noch mehr, wobei das gestreckte linke Bein etwas tiefer sinkt, und neigen Sie den Oberkörper nach vorne. Die Fuß-*Taiyang*-(Harnblasen-)Meridiantransmission ist immer noch deutlich spürbar. Atmen Sie dabei ruhig ein und aus.

Wiederholen Sie diese Distal-Übung in gleicher Richtung 5–10 Minuten lang, um die körperferne Fuß-*Taiyang*-(Harnblasen-)Meridiantransmission zu intensivieren.

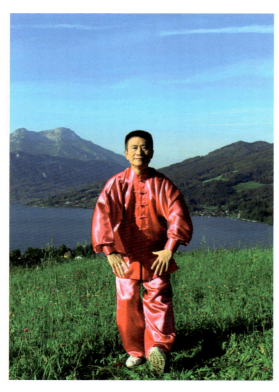

Distal-Übung

Anwendungsbereich

Heutzutage müssen wir bei Zivilisationskrankheiten oder psychosomatischen Störungen bewusst und aktiv am Heilungsprozess mitwirken. Durch diese Distal-Übung wird die Versorgung der Spinalnerven am Rumpf intensiv verstärkt und so die Meridiantransmission zwischen Rumpf und Organen wieder hergestellt. Daher ist diese Übung gut geeignet sowohl bei allgemeinen körperlichen Beschwerden als auch bei konkreten organischen Problemen, darunter Rückenschmerzen, Rippenschmerzen, Rheumatismus, chronische rheumatische Neuritis (Nervenentzündung) mit immer wiederkehrenden und wandernden Gelenks- oder Muskelschmerzen, funktionelle Störungen der Wirbelsäule, degenerative Wirbelsäulenerkrankung, chronisch degenerative Erkrankung der Wirbelbogengelenke (Spondylarthrose), Bandscheibendegeneration, degenerative Knochenveränderung (Osteochondrose) etc.

Eine Störung von Abschnitten der Wirbelsäule kann zu organischen Beschwerden führen, weil Wirbelsäule und Organe eine Einheit bilden und untereinander wechselwirken. Deshalb ist diese Übung gut geeignet bei Herzbeschwerden, Asthma und Bronchitis, Sodbrennen und Magenbeschwerden, förderlich für Leber, Niere, Dünndarm und Dickdarm, bei Bluthochdruck, Anämie, Gürtelrose, Arteriosklerose, aber auch bei Unterleibsproblemen und Unfruchtbarkeit, bei Depressionen und Ängsten, Ischias, Durchblutungsstörungen der Unterschenkel und Füße, kalten Füßen, Wadenkrämpfen, Schwellungen der Beine und der Füße.

Intensive Übung für die proximale Meridiantransmission

Stehen Sie aus der gebeugten Haltung auf und steigen Sie mit dem rechten Fuß einen Schritt nach vorne, sodass die Füße parallel stehen. Die Hände hängen neben den Oberschenkeln, die Arminnenflächen schauen zum Körper. Die Hände bilden Tigermäuler. Heben Sie gleichzeitig beide Vorderfüße (Fersenstand) und beugen Sie die Lendenwirbelsäule etwas nach hinten.

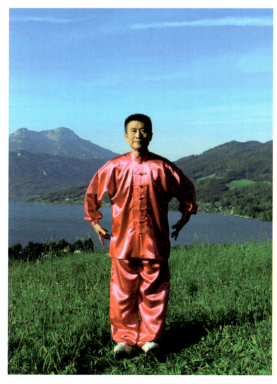

Proximal-Übung

Beugen Sie im Fersenstand leicht die Lendenwirbelsäule. Der Oberkörper ist damit nach vorne geneigt. Ziehen Sie die Zehen hoch,
strecken Sie die Beine und halten Sie die Spannung in den Beinen. Sie
spüren jetzt die Fuß–*Taiyang*–(Harnblasen–)Meridiantransmission.
Dabei ruhig ein- und ausatmen.

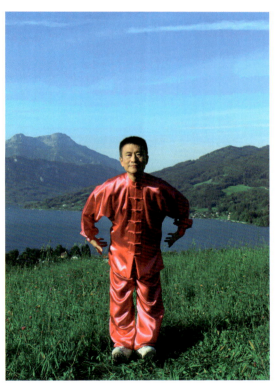

Proximal-Übung

Intensivieren Sie die Bewegung, indem Sie die Knie und die Wirbelsäule noch weiter beugen, damit die sensomotorischen Impulse im Bereich des Rückens und der Lendengegend (Fuß-*Taiyang*-Meridiantransmission) stark hervorgerufen werden. Halten Sie diese Position – falls möglich – für ein paar Sekunden oder länger. Dadurch ist die Meridiantransmission noch stärker spürbar.

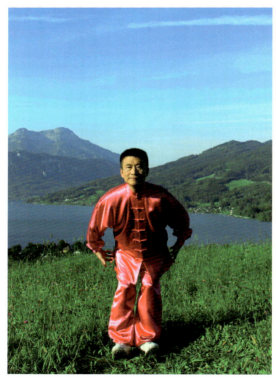

Proximal-Übung

Bleiben Sie noch im Fersenstand und führen Sie die Tigermäuler seitlich entlang der Beine bis zu den Knöcheln hinunter. Erst jetzt setzen Sie die gesamten Fußflächen wieder auf den Boden.

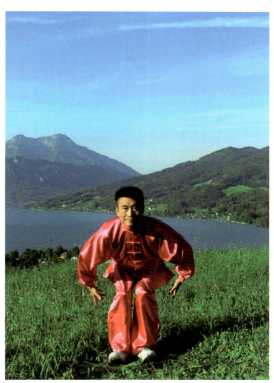

Proximal-Übung

Heben Sie die Fersen vom Boden ab. Dadurch verlagern Sie das Gewicht auf die Vorderfüße, und die Außenseiten der Unterschenkel sind angespannt.

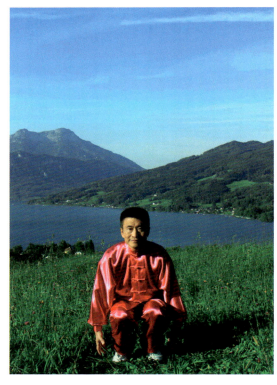

Proximal-Übung

Sie stehen immer noch auf den Fußballen. Lösen Sie das Tigermaul auf: Alle Finger zeigen zum Boden, die Handflächen schauen zum Körper. Richten Sie sich dann langsam auf und strecken Sie zuerst Oberschenkel, dann Unterschenkel. Der Oberkörper bleibt weiterhin gebeugt. Dadurch werden beide Knie intensiv aktiviert und die Fuß-*Taiyang*-(Harnblasen-)Meridiantransmission wird verstärkt. Wiederholen Sie diese Proximal-Übung 5–10 Minuten, um die körpernahe Meridiantransmission von Fuß-*Taiyang* (Harnblase) zu intensivieren.

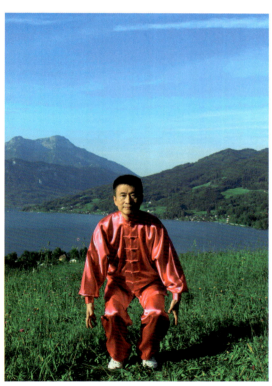

Proximal-Übung

Zum Schluss kehren die Fersen wieder auf den Boden zurück. Richten Sie den Oberkörper auf. Beenden Sie die Übung, indem Sie beide Hände auf den Unterbauch legen (Frauen die linke Hand über der rechten, Männer umgekehrt). Stehen Sie ein paar Minuten entspannt und atmen Sie dabei ruhig ein und aus.

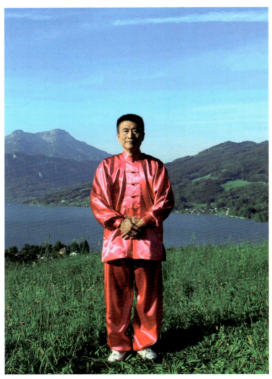

Proximal-Übung

Anwendungsbereich

Fast jeder Erwachsene in den Industrieländern plagt sich mindestens einmal im Jahr oder häufiger mit wiederkehrenden Rückenschmerzen. Rückenschmerzen führen in den Industrieländern die »Schmerzhitliste« an. Jeder von uns kann davon betroffen sein, egal ob jung oder alt, ob Sportler oder Bewegungsmuffel. Die Hauptursache für chronische Rückenschmerzen ist eine gestörte Verbindung zwischen primärer Rückenmuskulatur (autochthone, auch ortsständige Rückenmuskulatur genannt) und entsprechenden Nervenversorgungen.

Diese Proximal-Übung intensiviert die sensomotorischen Impulse im Bereich der Lendenwirbelsäule und der unteren Extremität und ist eine effiziente Behandlung bei chronischen Rückenschmerzen. Wenn wir diese mit den Übungen der Fuß-*Shaoyin*-(Nieren-) und der Fuß-*Shaoyang*-(Gallenblasen-)Meridiantransmission kombinieren, kann die primäre Rückenmuskulatur wesentlich gestärkt werden. Daher ist diese Kombination gut geeignet gegen chronische Rücken- und Kreuzschmerzen, Versteifung der Brust- und Lendenwirbelsäule, Krümmung der Wirbelsäule (Skoliose), Hexenschuss (Lumbago), Ischias, Hüftbeschwerden, Rheumatismus, Schleudertrauma, zur Förderung von Niere, Harnblase oder bei gynäkologischen Erkrankungen.

Hinweis: Beharrliches Üben unterstützt unser Leben! Meridian-Dao Yin-Übungen wirken sich hauptsächlich auf die grundlegenden psychosomatischen Vorgänge aus und unterstützen effektiv die Harmonisierung von Psyche und Physis. Allerdings kann sich die Wirkung nur bei regelmäßigem Üben entfalten, denn die grundlegenden psychosomatischen Vorgänge gehören zu den fundamentalen Funktionen unseres Lebens und müssen regelmäßig gepflegt und gefördert werden. Regelmäßiges Üben ist deshalb so unverzichtbar wie das tägliche Duschen, Essen und Schlafen.

Die chinesische psychosomatische Medizin ist eine ganz neue, interdisziplinäre medizinische Richtung, deren grundlegende Aussage der chinesischen Lebensphilosophie – insbesondere der Dao-Kultivierung – und der traditionellen chinesischen Lebenserhaltung entspringt. Dabei wird althergebrachtes Wissen über die Harmonisierung von Psyche und Physis durch moderne medizinische Erkenntnisse ergänzt. Umgesetzt wird dies mit speziellen Meridianübungen, die die sensomotorischen Impulse entlang der Meridiane fördern können. Damit die Heilwirkung noch effektiver wird, kann man diese Übungen mit chinesischen Heilkräutern, Akupunktur und Akupressur kombinieren und so wirksam gegen unterschiedliche, nicht rein organische Beschwerden vorgehen.

Die chinesische psychosomatische Medizin hat eine dreidimensionale Sicht der Psychosomatik, d. h. aus ihrer Sicht liegen die Ursachen von psychosomatischen Beschwerden in verschiedenen Ebenen des Nervensystems begründet. Daher sind weder Arzneimittel noch Heilkräuter alleine ausreichend, um psychosomatische Krankheiten zu bekämpfen, da auch durch sie die Zusammenarbeit zwischen Organen und jenen Nervensystemen, die für die Funktionssteuerung zuständig sind, nicht ganzheitlich verbessert werden kann. Das gilt für alle Ebenen und ihre Zusammenarbeit, etwa zwischen viszeralem Nervensystem, Parasympathikus, Sympathikus und Rückenmarksnerven. Gerade darin aber liegt der Schlüssel zur Lösung psychosomatischer Probleme: da jedes Organ viele verschiedene Innervationen hat, spielt die Zusammenarbeit der Nerven auf allen Ebenen eine entscheidende Rolle und wirkt sich harmonisierend auf Organe und Nervensystem aus. Um diese Zusammenarbeit effektiv zu verbessern, braucht es eine spezielle Methode, die an mehreren Punkten ansetzt und daher ganzheitlich auf Körper, Organe und alle Ebenen des Nervensystems wirkt.

Ein Beispiel: Magen und Darm werden durch das Nervensystem des Verdauungstraktes und das vegetative Nervensystem innerviert. Das Verdauungsnervensystem, das für die Magen-Darm-Peristaltik direkt zuständig ist, kann durch Über- oder Unteraktivität des vegetativen Nervensystems (Folge von negativen psychischen Einflüssen) gehemmt oder gestört sein. Im Extremfall kann dadurch sogar die Nervenversorgung im Magen-Darm-Bereich gestört oder unterbrochen sein, was zu Blähungen, Verdauungsstörungen und weiteren Magen-Darm-Beschwerden führen kann. Daher sind bei einem Magen-Darm-Problem sowohl die organische Funktion als auch das dafür zuständige Nervensystem, aber auch die psychische Befindlichkeit betroffen. Eine Behandlung sollte daher, damit sie sinnvoll sein kann, mehrfache Heilwirkung besitzen, um die angesprochene Zusammenarbeit zwischen Organ und Nervensystem wieder herzustellen. Auch bei Rückenschmerzen, an denen immer mehr Leute leiden, ohne dass labortechnisch oder mittels Röntgen eine Ursache nachweisbar wäre, wirken psychosomatische Ursachen mit. Denn: Einerseits ist die Nervensteuerung im Rückenmark durch beruflichen Stress von einem zentralen Hemmungsmechanismus im Gehirn blockiert. Zusätzlich ist die Aktivität der Rückenmuskulatur durch lange Computertätigkeit, schlechte Sitzhaltung etc. gestört. Das führt unvermeidlich zu Rückenschmerzen. Weil jedoch die fehlende Nervensteuerung (und keine lokalisierbare körperliche Abnützung) die Hauptursache ist, kann man dieses Problem nicht am Röntgenbild erkennen. Eine effektive Behandlung sollte daher die Nervensteuerung im Rückenmark und gleichzeitig die Funktionen der Muskulatur wieder aktivieren.

Viele Krankheiten, vor allem heutige Zivilisationskrankheiten, sind Folgen der ungesunden psychosomatischen Veränderungen im menschlichen Alltag. Häufige Erkrankungen wie z.B. Erkältungen, verschiedene Allergien, Wirbelsäulenstörungen, Bluthochdruck, Burnout-Syndrom etc. sind nicht mehr wie früher als somatische Erkrankungen des einzelnen Organs oder Systems zu betrachten, sondern sie sind psychosomatisch bedingt und mehrere Organe oder Systeme sind betroffen. Viele Zivilisationskrankheiten sind als solche zu erkennen, die Zunahme dieser Erkrankungen ist für die heutige Medizin jedoch eine große Herausforderung.

Deshalb müsste die Förderung der Zusammenarbeit aller Nervensystem-Ebenen den Schwerpunkt der modernen psychosomatischen Medizin bilden, um auf sämtliche Funktionen des jeweiligen Organs oder Systems einzuwirken. In unserem Beispiel, der Störung des Magen-Darm-Trakts, beträfe dies u.a. die peristaltische Bewegung und die Sekretion der Magensäure und des Darmsaftes, die in einem engen Zusammenhang mit dem enterischen Nervensystem (auch als »Gehirn des Magen-Darm-Traktes« bezeichnet), dem Plexus gastricus, dem Plexus coeliacus (Bauchplexus), dem Sympathikus und Parasympathikus stehen. Nur wenn diese Nervensysteme harmonisch und ausgewogen zusammenspielen, ist gewährleistet, dass der Magen-Darm-Trakt normal funktioniert. Ist auch nur eines davon gestört oder zerstört, entstehen Beschwerden.

Es ist unbestritten, dass sowohl die moderne Schulmedizin als auch die traditionelle chinesische Medizin überzeugende Erfolge im Kampf gegen zahlreiche somatische Erkrankungen erzielt haben. Aber die Zivilisationskrankheiten und die psychosomatischen Störungen blieben ein unbehandeltes Gebiet für die heutigen Ärzte, gerade weil sie über den rein somatischen Kompetenzbereich hinausgehen.

Besonders in unserer modernen Gesellschaft sind wir zu stark an beruflichen Zielen orientiert und überhören dadurch Warnsignale unseres Körpers. Das liegt auch daran, dass beruflicher Erfolg höher geschätzt wird als der Wert des eigenen Lebens, der eigenen Gesundheit, des eigenen Wohlbefindens. Daher empfiehlt es sich, sich wieder über die eigenen Grundwerte Gedanken zu machen und zu hinterfragen, ob diese starke Berufsorientierung es wirklich wert ist, seine inneren Bedürfnisse zu überhören. Genau diese Gedanken sind ein wesentlicher Bestandteil der chinesischen psychosomatischen Medizin.

Meridian-Dao Yin ist dabei sowohl ein spezielles Verfahren, um die Verbindungen zwischen Körper, Organen und den dafür zuständigen Nervensystemen zu verschalten, als auch grundlegendes Gedankengebäude der chinesischen psychosomatischen Medizin. Es kann mit Heilverfahren der traditionellen chinesischen Medizin, wie z. B. Heilkräutern, Akupunktur und Akupressur, kombiniert werden. Um die Wirkungsweise des Meridian-Dao Yin zu vermitteln, kann dieses mit modernen medizinischen Kenntnissen verbunden werden. Im Idealfall könnte das zur Entwicklung einer ganzheitlichen Medizin beitragen.

Psychosomatische Medizin: Dank Meridian-Dao Yin viel effizienter

Wie wir sehen konnten, umfasst Meridian-Dao Yin eine Reihe von speziellen körperlichen Übungen, mit denen man die sensorischen und motorischen Impulse entlang der Zonen des eigenen Körpers aktivieren kann. Dadurch werden Meridiantransmissionen hervorgerufen, Impulsübertragungen entlang des Körpers, an denen zahlreiche Nerven im Meridian-System beteiligt sind. Das heißt, die verschiedenen Nervenfasern werden gleichzeitig und ganzheitlich durch sensomotorische Impulse stimuliert. Dadurch werden die Verbindungen zwischen den verschiedenen Ebenen des Nervensystems verbessert und die organische Steuerung von vegetativem Nervensystem und Rückenmark gezielt intensiviert.

Letztlich wird die Wechselwirkung zwischen Organen und entsprechenden Innervationen verbessert und psychosomatische Beschwerden können gelindert oder beseitigt werden. Die Kombination mit Arzneimitteln oder Heilkräutern kann diese Wirkung intensivieren, aber auch Nebenwirkungen notwendiger Arzneimittel reduzieren.

Meridian-Dao Yin und begleitende Maßnahmen können also die traditionelle chinesische Medizin ausgezeichnet ergänzen. Zusammen mit der traditionellen chinesischen und der modernen Medizin wird dieses umfassende psychosomatische System unterschiedlichste Krankheiten bekämpfen können. Meridian-Dao Yin ist darüber hinaus eine ideale Methode, um die Harmonie von Psyche und Physis zu fördern.

Dazu muss jedoch die heutige westliche psychosomatische Medizin die Beziehung zwischen Organen und Nerven – wie es die chinesische psychosomatische Medizin fordert – berücksichtigen und in ihr System integrieren. Es ist eine Tatsache, dass eine gestörte Nervenübertragung bei den meisten Zivilisationskrankheiten und psychosomatischen Beschwerden eine große Rolle spielt. Ohne eine Zusammenarbeit zwischen Organ und Nervensystem kann es keine Besserung geben. Meridian-Dao Yin fördert genau diese Zusammenarbeit und kann damit unser Wohlbefinden von Grund auf verbessern.

Lieber Leser,

ich hoffe, dass ich Ihnen einige der Hintergründe des Meridian-Dao Yin nachvollziehbar erklären konnte und Sie nun mit Freude zu üben beginnen. Versuchen Sie die vorgestellten Übungen, auch wenn Sie sehr beschäftigt und belastet sind, so regelmäßig wie möglich durchzuführen. So haben Sie ein wertvolles Instrumentarium, um psychosomatische Beschwerden zu lindern oder im Idealfall zu vermeiden. Dafür wünsche ich Ihnen viel Erfolg und alles Gute.

Sachregister

Immunschwäche 11, 221, 239
Impotenz 169, 178
Impulse, motorische 7, 14, 33, 138, 319
Impulse, sensorische 7, 14, 32 f., 39,
  138, 319
Impulse, sensomotorische 29, 32, 56,
  108, 221, 272, 319
Interneuronen 24, 33, 37, 57
Ischias 178, 260, 307, 315
Ischiasnerv 242, 285

Kalkschulter 188, 197
Karpaltunnel 91
Karpaltunnelsyndrom 102, 230
Kehlkopf 111
Kniescheibe 125
Knöchelgelenk 82
Koagulationssystem 198
Konvergenz 37
Konzentrationsfähigkeit 32, 102, 197,
  221
Korrelation, neuroanatomische 30
Kraft, innere (ohne Bewe-
  gung) 116 ff., 130, 140, 215, 247 f.,
  255, 257, 293, 296
Krampfadern 82, 125, 213
Krankheiten (Beschwerden), psycho-
  somatische 11 ff., 125, 239, 260, 272,
  317 ff.
Krebs 19, 89
Kreislaufprobleme 40
Kreuzbeinnervengeflecht 109 ff.

Lebensbewusstsein 15, 143
Lebenseinstellung 13
Lebenserhalter 13 f., 27, 240
Lebenserhaltung 7, 20, 27 f., 317
Lebensphilosophie, chinesische 317
Lebensvorgänge, innere 11, 27
Leber 111, 134, 181, 253, 307
Leberzirrhose 134, 253
Lehre der inneren Organe 90
Leistengegend 82, 110
Leitgefäß 169
Lendennervengeflecht 109 ff., 157

Libido 178
Limbisches System 136
Lipoprotein 156
Lumbago 267, 315
Lumbosakralgegend 71, 96, 260, 267
Lungen 45, 64, 91, 100, 111, 253

Magenbeschwerden 40, 108, 253, 307
Magen-Darm-Trakt 198, 318
Magensäure 318
Mediastinum 91, 136, 139, 156
Medizin, chinesische psychosomati-
  sche 8 f., 11, 13, 16, 21, 28, 162, 317 ff.
Medizin, somatische 11 f., 319
Medizin, traditionelle chinesische 12,
  14, 17 f., 20 ff., 27 ff., 91, 319 f.
Meniskus 125
Menstruation 134
Meridian-Dao Yin 7 ff., 11 ff., 17 ff.,
  23 ff., 32 ff., 37 ff., 92, 96, 134, 135,
  147, 178, 223, 239, 261, 267, 319 f.
Meridianlinie 29
Meridianphänomen 25 ff., 240
Meridian-System 7 ff., 11, 14, 16, 19,
  23 ff., 30 ff., 82, 91 f., 136, 149, 319
Meridiantransmission 7, 9, 14, 20,
  23 ff., 37 ff., 319
Meridiantransmission, distale 51, 56,
  72, 97, 115, 125, 144, 164, 185, 205,
  227, 246, 268, 289
Meridian-Tropismus 28
Migräne 40, 230, 267
Motoneuronen 34 f., 222
Müdigkeit 89, 221, 272
Multi-Innervation 17
Multi-Nervensystem 16
Multiple Sklerose 40
Muskeln, distale 34
Muskeln, proximale 34
Muskelkater 56
Muskelspindel 31 f., 38, 222 f., 239 f.

Nadel-Reaktion 26
Natur-Hirn 16
Nervenanlagen 57, 147, 239, 240